一本书帮您摆脱疑问，放心吃！

有了"三高"怎么吃

熊苗营养工作室 / 著

U0199723

天津出版传媒集团

天津科学技术出版社

图书在版编目（ＣＩＰ）数据

有了"三高"怎么吃 / 熊苗营养工作室著. -- 天津：
天津科学技术出版社，2014.7
　ISBN 978-7-5308-9098-1

　Ⅰ．①有… Ⅱ．①熊… Ⅲ．①高血压－食物疗法②高
血脂病－食物疗法③高血糖病－食物疗法 Ⅳ．①R247.1

中国版本图书馆CIP数据核字(2014)第180274号

————————————————————————————

责任编辑：王朝闻

天津出版传媒集团

天津科学技术出版社出版

出版人：蔡　颢
天津市西康路35 号　邮编300051
电话：（022）23332695
网址：www.tjkjcbs.com.cn
新华书店经销
北京彩虹伟业印刷有限公司印刷

————————————————————————————

开本710×1000 1/16　印张17　字数200 000
2014年9月第1版第1次印刷
定价：32.00元

序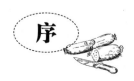

如今，人类的生活方式已经发生巨大的变化，各种新事物如雨后春笋。尽管我们的生活日新月异，但健康却面临诸多挑战。工作、学习的压力日益增加，空气污染加重，农药和各类添加剂泛滥，食品安全问题频现，危害我们身体健康的因素比比皆是。面对种种不利因素，我们想尽办法维持身体健康。但我们在与这些不利因素抗争的时候，却忽视了一个影响我们健康的重要因素，那就是饮食习惯。

曾几何时，中国人见面打招呼并不是"早上好"，而是"吃了没有"。这一方面显示出中华民族饮食文化之厚重，另一方面也折射出那个年代大多数人的饮食匮乏。就在十几年前，大多数人的饮食还是以粗茶淡饭为主，他们面临更多的问题是营养缺乏。随着经济的飞速发展，人民生活水平大幅提高，食物品种逐渐丰盛，但人们的健康状况并没有随之改善，我们周围出现了越来越多的"富贵病"，以高血压、高血脂和高血糖为代表的"三高"便是典型的"富贵病"。尤其是近几年，"三高"的发病率直线上升，这一现象值得我们关注。

"三高"是高血脂、高血压、高血糖三者的合称。1988年，美国著名内分泌专家Reaven将高血糖中的胰岛素抵抗、高胰岛素血症、糖耐量异常，高脂血症中的高甘油三酯血症和高血压统称为"X综合征"，即现代医学界常说的代谢综合征。"三高"是高发病率、高死亡率、高致残率的疾病，已经成为影响我国居民健康水平不可忽视的因素。据统计，我国约有1亿糖尿病患者、1.6亿高脂血症患者和2.3亿高血压患者，"三高"现象已经极为普遍。"三高"人群的急剧增加源自人们不合理的饮食习惯及不良生活方式，其中，膳食纤维摄入的减少，高能量、高脂肪食物摄入的增加以及运动量减少是诱发"三高"的重要因素。

　　然而，由于营养健康知识的普及程度不够，多数人对"三高"认识不足，在得知身患"三高"后，却不清楚哪些食物适合吃，哪些不适合吃，在饮食上小心翼翼，导致生活质量严重下降。民以食为天。饮食与人们的生命息息相关，人们可以从饮食中发掘出中华文化的博大精深，也可以在饮食中体会到生活的绚丽多彩。但对于"三高"人群来说，常人可以大快朵颐的食物，他们要望之兴叹；常人可以开怀畅饮的饮料，他们要慎之又慎。各类媒体、专家也不忘时时告诫人们，高血压人群每日食盐摄取不要超过3克，高血糖人群要控制糖的摄入等，以致于人们关注更多的是"三高"人群应忌食哪些食物，却很少在吃什么、怎么吃的问题上下功夫。著名营养师熊苗恰恰针对这一现象，为"三高"人群提供了更加贴心、细致的指导——得了"三高"不要急，我们同样可以吃得有滋有味，活得优雅健康。

从营养学角度来讲，我们要保持机体的健康，就需合理膳食，均衡营养。合理健康的膳食搭配可以使我们的机体得到必需的营养，满足机体生理活动的需要。水、蛋白质、脂肪、糖类、维生素、矿物质、纤维素合称为人体所需的七大营养素，每种营养素在我们人体中各占据相应的比例。然而，随着我们的饮食结构发生变化，我们摄入的水、纤维素、维生素、矿物质相对不足，而对蛋白质、脂肪、糖类等摄入超标，造成人体营养失衡，最终导致"三高"的发生。

饮食调理是"三高"患者重要的辅助治疗手段。本书作者以营养师的视角向我们娓娓讲述了"三高"的发病机制，并运用营养学的知识，指导读者合理搭配膳食，从而达到既满足机体生理活动的需要，又提高生活质量的效果。作者用大量篇幅向读者阐述了"三高"患者应该摄入哪些营养素，如何合理搭配食物，该选择哪些食物，各种食材的营养价值分析，简单有效的食谱……这些不但展现了营养学的精髓，而且是这本书的精彩之处。

营养健康行业工作者最痛心的事莫过于看到那些本可以预防的疾病发生在人们身上，所以，普及营养健康科普知识势在必行。书中的知识对"三高"广大患者来说，无异于生活理念上的一剂良药，通过阅读本书使广大患者认识到吃饭是一种享受，也是一门艺术。相信在本书的指导下，即便身患"三高"的人也完全可以吃出健康、活得优雅。

本书作者熊苗为知名营养专家，是中国营养协会专家委员会成员，她一直致力于营养保健领域的研究，在营养研究领域有着很高的造诣，繁忙之中她还能花费大量精力写出这样一部书稿实属不易。

作为中国营养协会的主要负责人，中国公众营养事业的倡导者、践行者和推动者，我认为这本书能不仅给"三高"患者带来福音，更是广大读者获得营养健康知识的来源。这是一本好看、易懂、富有新意而又有科学性的著作，也是一本很好的科普读物，值得赞誉！

谨以此序祝贺本书的顺利出版。

中国营养协会会长赵章栓

2014年春于北京

目录
CONTENTS

第三章　高血压患者如何进行营养调理

第四章　高脂血症患者如何进行营养调理

第五章 高血糖患者如何进行营养调理

第六章　关于"三高"吃饭那些事儿

第七章 你所不知道的简单易行的吃法

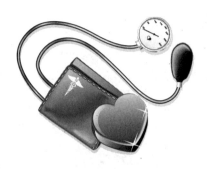

第一章

高血压、高血脂、高血糖的原罪种种

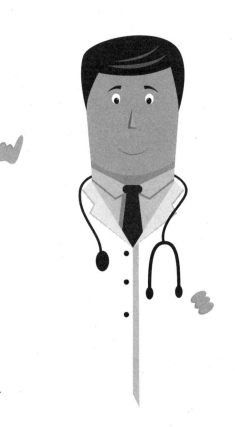

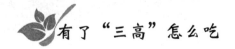
◎ 肾病与高血压扯不清的关系

很多人觉得高血压和肾病是扯不上关系的，其实呢，高血压与肾脏病关系密切，还常常"形影不离""狼狈为奸"。先给大家讲一个真事儿。

我家楼下的王先生60多岁了，一直觉得自己身体很棒，在一次体检中竟然发现患上了原发性高血压合并糖尿病肾病，这让他一下子变得焦躁不安、忧心忡忡。其实，医学专家早就指出，像王先生这样患上高血压综合征的患者不在少数，因为这种病平时不疼不痒，也没什么特别不适的症状，所以很容易被人忽视。但高血压综合征患者最容易伤害到肾脏，而定期验尿与合理用药是可以有效预防它发生的。

肾病是怎么和高血压扯在一起的呢？我们大家都知道，肾脏通过生成尿液来排泄身体内的废物，而尿液是由肾脏内的血液通过压力压出来的。因此，肾脏是身体内血压最高的部位，也是血压高的时候最容易受到伤害的脏器。

研究证明，高血压可引起高血压肾病和肾动脉狭窄，已成为尿毒症的重要病因。高血压肾病患者大多没有明显不适，只有通过一些特殊检查才能诊断，因而早期多被忽视而错失治疗的最佳时间。另外，血压高时，尿微量白蛋白升高，不仅代表肾脏的病变，同时还提示了全身血管的病变，对心脏病和中风等有很好的预测作用。

人们常说："千里之堤，溃于蚁穴。"高血压合并糖尿病肾病早期尽管微量白蛋白尿看似毫不起眼，但这如同千里之堤上小小的蚁穴，任其发展则后果不堪设想，可导致肾衰竭，需要透析或肾移植才能维持生命。治疗早期阶段的高血压合并糖尿病肾病，患者只要服用合适的降压药物，如血管紧张素Ⅱ受体拮抗剂安博维，就有可能减少甚至消除尿液中的微量白蛋白，"掐断"从早期肾病到晚期肾病的自然病程，从而极大地减少发展到晚期肾病的风险。

当肾脏或肾脏血管有病变时，肾素的分泌量就会骤增，使全身小动脉痉挛，导致小动脉阻力增加，高血压也就接踵而至。这种高血压的发生率、持续的时间及血压升高程度与肾脏损害程度、病理变化相关。患急性肾炎时，血压升高持续的时间较短（一般为2～3周），血压可恢复正常；患慢性肾炎，血压升高持续时间较久，且较恒定不易恢复。当肾发生病变时，前列腺素合成分泌减少，而肾素分泌却极度增加，二者平衡失调导致血压升高。肾脏病，如慢性肾炎、肾盂肾炎等，是高血压最常见的继发性原因。

不管是肾脏病引起的高血压，还是高血压引起了肾脏病，对血压的控制都有特殊要求。患者必须选择那些既能有效降压又能保护肾脏的药物。对于一些特殊情况，如肾动脉狭窄、肾功能下降，一些降压药不适合运用或要减小用量；蛋白尿较多的患者，降压的要求更高，血压必须控制在17.3/10.7千帕（130/80毫米汞柱）以下。

很多高血压患者一去医院，只盯着看心脑血管和内科，其实，高血压病会引起肾损害，肾脏病变同样可引起高血压。因为心血管是一个大的循环系统，而肾脏是由微小血管组成的脏器，是全身血管状况的一个典型"缩影"。长期处于高血压的大环境，肾脏这个小环境就会缓慢改

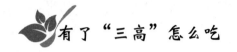

变，一旦出现肾缺血性改变，肾小球和肾小管功能就会受损。

可见，肾脏和血压之间有扯不清的关系，无论哪一方面出现异常都必须加以重视。

◎ 眼睛不好可能是高血压惹的祸

如果一段时间，你的眼睛不舒服，本身又有高血压，当有眼底出血，剧烈的头痛、眼痛、恶心、呕吐、视力骤降，看灯光出现"彩虹"，视觉衰退等症状的时候，就有必要考虑是否患有高血压眼病。

当眼睛本身有病变时，高血压使眼睛病情加剧，会出现视网膜水肿、出血和渗出，病情不断恶化，导致眼睛增殖的纤维条索牵拉视网膜，就会引起视网膜脱离，最后导致失明。

相关研究表明，高血压眼病患者中约70%有眼底病变。眼底阳性率与性别无关，但与患者年龄有比较密切的关系，年龄越大，阳性率越高。临床常见的呈慢性经过的高血压病患者中，眼底阳性率与病程长短呈正比；病程时间较长者，眼底阳性率也较高。

在高血压患者发病早期，眼睛一般不会有明显的症状表现，所以患者常常会忽视高血压对眼睛的损害。随着高血压患者血压的长期持续性升高，眼睛表现出的问题会越来越明显。在高血压引起的一些并发症中，视网膜病变是其中之一，早期眼底检查可发现视网膜小动脉痉挛、小动脉变细、反光增强等。如果持续痉挛，就会发展为动脉硬化，动静脉交叉处有压迹现象，严重者可出现铜丝状或银丝状动脉。这时候，高血压患者会出现视力模糊，往往这时患者才会注意到高血压已经对眼睛产生了可怕的危害。

高血压的病程比较长，如果在这个过程中，患者的病情没有得到有效的控制，随着高血压患者的病情进一步发展，高血压对眼睛的损害就会更加严重。

通过以上内容，我们可以知道，高血压如果得不到有效的治疗就会严重地危害患者眼睛的健康。因此，高血压患者在平时要采取各种有效措施来积极控制血压，减轻病症，这样才能最大限度地避免一些并发症的发生。

看到这里，你是否又多了一份警惕呢？有时候，眼睛的问题很可能和高血压有关。

◎ 脾气大的人大多血压高

众所周知，血压高与日常生活习惯和饮食习惯有关。其实，还有许多因素都与高血压的形成有关，如性格。那么，脾气大的人容易患高血压吗?先看看传统医学上是怎么讲的。

传统医学里不存在高血压这个病症的名字。我们的古代文献记载有"头风""头痛""眩晕""肝火旺""肝阳上亢"等症，这些病症与现代医学所说的高血压病有相通之处。在传统医学看来，高血压的主要致病机制在肝。

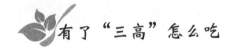

当肝的气机失于疏泄时，会导致气郁积于肝化生火热而致肝火旺盛。这种情况下，人多会有情志方面的非正常表现。比如，肝火旺盛的人一般有脾气暴躁、容易发怒的特点，发怒后血就会往上涌，人会面红耳赤，甚至昏厥过去。这与现代医学所描述的高血压的种种不适都极为相似。再有，传统医学认为患有"头风""眩晕"等症的人应制怒，否则会加重病情；现代医学同样认为有高血压病的人，如果不注意控制情绪，乱发脾气就会使病情加重。

高血压患者的脾气会因病情的不同而不同，一般来说有下面3个阶段：

当第一期高血压时，患者的血压波动很大，忽高忽低，而患者的情绪往往随着血压的波动而变化，容易激动，爱发脾气。

当第二期高血压时，随着高血压病情的进展，不适的症状越来越多，如心悸、头痛加重等，这些都可能使患者的心理负担日益加重，情绪更加不稳定，更加急躁、易怒、易冲动。

当第三期高血压时，患者不仅血压继续保持更高水平，其心、脑、肾等内脏器官的损害也更加严重，以致失去了代偿能力。在高血压晚期，患者的情绪往往变得低沉、忧郁，有时焦躁不安，甚至出现被害等妄想、行为。

由此可见，脾气大对血压是非常不利的。想要预防这种肝火旺盛型的高血压病，关键要调整好自己的心态，不要动不动就发怒暴躁，而要尽可能地将病因消灭在萌芽状态。在日常生活中，我们要学会控制自己的情绪，保持良好的心态，这对高血压的控制是非常有利的。

◎ 警惕脂肪肝、高脂血症这对孪生兄弟

　　随着生活水平的提高，越来越多的人在体检中被查出了脂肪肝。脂肪肝的发病机制尚不明确，可能与脂肪代谢障碍有关。但脂肪肝和高脂血症脱不了干系，我国每年有500多万人死于高脂血症，医学界称之为"生命第一隐形杀手"。

　　这些年，不断有社会精英人士英年早逝，猝死的年龄大都在30~60岁。调查研究表明，高脂血症和脂肪肝是造成众多悲剧的罪魁祸首。血脂高导致血管硬化、堵塞，甚至破裂；脂肪肝导致肝纤维化、肝硬化，甚至肝癌。因此，及时调节血脂保肝护肝，就是避免严重疾病、延长生命的首要选择。

　　由于高脂血症无明显症状，不易察觉，因此大多数患者都是发生心脑血管意外后，才发现自己血脂高。更为可怕的是，有些患者知道自己血脂高，因为没有明显症状而不重视、不治疗或没有规范治疗，结果往往是发展成动脉硬化、冠心病、脑中风、心绞痛、心肌梗死等疾病后才感到后悔。也有一些人认为，患了高脂血症就要吃降血脂的药，其实这种看法存在误区。降血脂药只能降低血脂的指标，单纯降血脂有时会加重肝脏损伤，导致肝脏脂肪代谢异常和糖代谢异常，使血脂调节变得更为困难。

　　肝脏是脂肪的代谢中心，肝脏功能影响血脂水平。脂肪肝和高脂血症互为因果、关系密切。绝大多数高脂血症都是因脂肪肝引起的。脂肪肝患者脂肪代谢失调，使肝脏变成一个储油罐，血液经肝脏净化解毒时，将肝脏中的胆固醇和甘油三酯带入血液中，使血液黏稠度增加，引发高血压，血液中大量的胆固醇和甘油三酯促进动脉粥样硬

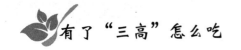

化，导致冠心病、脑卒中、心绞痛、心肌梗死等疾病的发生。因此，患上高脂血症应同时治疗脂肪肝才是解决问题的根本之道。

至今，国内外尚无降血脂药物能够有效减少肝脏脂肪沉积的正规临床试验结果，因此，应该酌情决定是否要用降血脂药物。降血脂药只能降低血脂的指标，但是不能清除血管壁上沉积的胆固醇和甘油三酯等有害物质。有的降血脂药还会加重血脂在肝脏的沉积，加重脂肪肝，因此解决高脂血症和脂肪肝的根本之道是清肝降脂。通过清除脂肪肝、降低血脂的综合治疗，从根本上彻底治疗高脂血症和脂肪肝，清除脂肪肝，拥有一个干干净净的肝脏，让我们远离脂肪肝和高脂血症。

◎ 脂肪肝是隐形肝硬化的元凶

近年来，丙型肝炎、酒精肝、脂肪肝、药物性肝病等疾病的发病率逐年上升。令人担忧的是，有些人得了肝病自己却不知道，也有不少肝病患者不知怎么治疗，甚至病急乱投医，延误了病情。要避免这些情况，最重要的是要明白脂肪肝可能是隐形肝硬化的元凶。

肝脏是人类腹腔中最大的器官，是调节血糖浓度的主要器官。在脂类的消化、吸收、分解、合成及运输等代谢过程中，肝脏也起到重要作用。肝脏能分泌胆汁、乳化脂类、促进脂类的消化和吸收。肝脏还是氧化分解脂肪酸的主要场所，也是人体内生成酮体的主要场所。

肝病患者最突出的症状是疲倦乏力和没胃口，还有的人肋下胀痛或不适、恶心、厌油腻、胀肚，或有黄疸、口干、大便或干或溏、小便黄，或有低烧、头昏耳鸣、面色萎黄无华等。如果是肝硬化，就还会有腹水、周身水肿、尿少、肝掌、蜘蛛痣等表现，严重者还可能大出血。

与酒精肝不一样，脂肪肝不痛不痒，却是隐形肝硬化的元凶之一。许多人得知自己患有脂肪肝以后就开始吃所谓的"保肝药"。迄今为止，国内外尚未发现治疗脂肪肝的"灵丹妙药"，千万不要单纯以为花钱买药就可求得健康。脂肪肝的治疗是一种广泛的综合性治疗，其中最重要的恰恰是控制饮食、增加运动、修正不良行为等非药物治疗。而药物治疗仅仅是一个辅助措施，是一种短期的强化行为。

生活中，有的人求治心切，患了脂肪肝以后就拼命减肥，快速减重虽可使肝内脂肪消退，但也会使肝内炎症和纤维化加重，引起机体代谢紊乱，甚至诱发脂肪性肝炎和肝功能衰竭。只有"渐进性减重"才可以使肝脏的脂肪沉积、炎症等病理得以改善。

获取合理的营养对病情的控制尤为重要。均衡的营养就要供给含氨基酸的高价蛋白质、多种维生素，要注意低脂肪，特别要注意防止脂肪性肝硬化患者的饮食中出现粗糙多纤维食物损伤食道静脉，引起大出血。

隐形肝硬化的元凶原来也可能是脂肪肝，看来，对脂肪肝真得要好好想办法控制其发生。

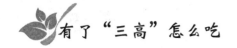

◎ 小心脂肪肝让你容颜尽失

每个女人都渴望拥有白皙、细腻的肌肤和姣好的容颜，有了姣好的容颜会让自己自信心大增。

传统医学认为，容颜是女性肝脏功能的晴雨表，肝功能的轻微改变都可以在脸上表现出来。脂肪肝患者肝的解毒功能下降、内分泌失调、维生素合成障碍，表现在容颜上则是皮肤黑色素沉着、皮肤变黑、粗糙、暗淡、失去光泽、毛孔粗大、毛细血管扩张、面部发红；长期患有脂肪肝，皮肤会失去弹性、加速老化。因此，要想青春永驻，永葆娇嫩、白皙的肌肤，最根本的方法是积极预防脂肪肝，改善肝功能，因为美丽容颜源于健康的肝。

想要保护肝脏、预防和调理脂肪肝，女士们可以从下面几方面入手。

从饮食上注意。应提倡高蛋白质（如兔肉、瘦牛肉、瘦猪肉、牛奶、鱼虾、鸡蛋清等）、高维生素（如新鲜蔬菜、水果、菌藻类食物等）、低糖（忌食高糖糕点、干枣、糖果和冰激凌等）、低脂肪（如以植物脂肪为主）饮食，也就是要不吃或少吃动物性脂肪、甜食（包括含糖饮料），多吃青菜、水果和富含纤维素的食物以及高蛋白质的瘦肉、河鱼、豆制品等，不吃零食，睡前不加餐。

还要提倡运动。运动可以消耗掉体内多余的脂肪，控制饮食的同时，坚持体育锻炼，适当进行一些运动，如慢跑、快走、骑自行车、上下楼梯、游泳等，能消耗体内的热量，控制体重的增长。而肥胖减轻之后，肝脏中的脂肪就会随之消退，肝功能恢复正常，而无须药物治疗。要想达到减肥的效果，每天至少用1小时跑6千米，仰卧起坐或使用健身器械锻炼对消除脂肪肝都是很有益的。

脂肪肝不是胖子的"专利"，长期节食瘦身的杨小姐，在一次体检中竟然被查出患有脂肪肝，不甘心的她去复查，结果仍一样。这令她惊愕不已：瘦人怎么也会得脂肪肝？原来她的脂肪肝是由于过度节食"饿"出来的。人处于饥饿状态时，身体无法获得必要的葡萄糖，就会将身体其他部位储存的脂肪、蛋白质动用起来，转化为葡萄糖，从而导致血清中游离脂肪酸增高。大量脂肪酸进入肝脏，加之机体又缺少脂肪代谢时必要的酶类和维生素，致使脂肪在肝脏滞留，造成脂肪肝。

所以，女人要美丽，要容颜焕发，就要合理膳食，适当运动。

◎ 失明有可能是高脂血症所致

很多人都知道高脂血症会引起动脉粥样硬化、心肌梗死、冠心病等，却不知道视力下降也可能与血脂增高有关，在早期，高脂血症对眼睛的伤害不明显，但是长期累积下来，甚至可能导致双目失明。因此要定期检测血脂，预防并发症的袭击。

高脂血症是引起视网膜血栓形成的最常见的原因，高脂血症在眼睛内部引起的病变，其后果比皮肤或肌腱等部位的黄色瘤严重得多。高浓度的血脂可激活血小板，使其释放许多凝血因子，造成血小板凝聚性增高，在血管内形成血栓。若血栓发生于眼睛内，则可造成视网膜血管阻塞。中央静脉阻塞可表现为视盘周围环状出血和渗出及视网

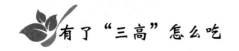

膜静脉扩张。这种情况可引起视力严重下降，对于中老年人来说，严重的视力下降可造成双目失明。

当患者有严重的高脂血症时，血液中含有大量富含甘油三酯的脂蛋白可使视网膜血管颜色变淡，接近乳白色。而这些脂蛋白有可能进一步从毛细血管中渗出，即视网膜脂质渗出，在视网膜上呈现出黄色斑片，若脂质渗出发展到黄斑则可严重影响视力。

可见，高脂血症是导致视力下降的原因之一，严重时，可能导致失明。除此之外，人们常常处在干燥的冷气办公室内，忍受计算机的辐射伤害甚至是二手烟的伤害，这些都会影响眼睛健康。还在职场打拼的读者保护视力要做到：隔一段时间休息一下，离开座位，向远方眺望10秒钟左右；做一些眼球运动，例如向上望呼一口气，再将视线移回中间，吸一口气，如此运动3次，再左右运动重复上面的动作，眨眨眼；吃一些护眼食品，如胡萝卜、柠檬、蓝莓等。

在高脂血症、高血压、糖尿病这3种疾病中，高脂血症是引起视网膜血栓形成的最常见的原因，因此要定期检测血脂，积极治疗高脂血症，保护视力，预防双目失明。

◎ 阳事不举的真凶竟是高脂血症

不知不觉已到了不惑之年，很多男人在夫妻生活中越来越显得力不从心了。据调查，年龄40岁以上的男性，其中40%患有阳痿，这是一个多么惊人的数字。难怪阳痿这种病有如此多的人在谈论它，又有如此多的药商在关注它，有许多家庭为它烦恼，有许多人深受其害。男人对很多事情都能隐忍，而唯独夫妻生活没有哪个男人不在乎，阳痿给男人带来的打击可想而知，所以大家一定要注意预防阳痿。有关研究表明，阳痿和高脂血症有千丝万缕的联系，那么高脂血症导致阳痿的原因又是什么呢？

原来，让男人们难以启齿的阳事不举是吃出来的，阳痿与糖尿病、高脂血症有密切的联系。中国人吃得讲究，补得盛行，大吃恶补为糖尿病和高脂血症提供了条件，接着阳痿就光临了。

高脂血症和平时过食肥甘有关。高脂血症患者大量食用高脂、高糖食物，摄入热量过高引起肥胖，肥胖加重心脏负担，活动后出现心悸、气短，加之活动不便，就会影响夫妻生活，成为发生阳痿的原因之一。

高脂血症与烟酒过度有关。烟中的尼古丁对血管内皮有害；大量饮酒，酒精中毒对肝脏有害。肝脏是人体最大的解毒器官，烟酒的损害，引起血脂代谢紊乱，也是发生阳痿的重要因素。

高脂血症与平时不运动有关。有些人不喜欢运动，出门坐车，高脂饮食后静卧思睡，这都会使体内热量蓄积过多。不喜欢运动本身也会导致体力下降，影响夫妻生活而发生阳痿。

看看，高脂血症竟然到夫妻生活中捣乱，我们是不是应该及早预防，让它无处藏身呢？

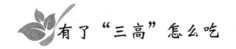

◎ 高血糖和神经病变的前世今生

通俗地讲，糖尿病性神经病变是由于长期高血糖引起体内代谢紊乱和微血管病变，造成神经缺血缺氧而逐渐发生的。糖尿病性神经病变可涉及全身各部位神经，神经受损的严重程度不同，其临床表现也不同，不少患者对此缺乏认识，极易造成延误治疗的恶果。

高血糖可以引发中枢神经病变和周围神经病变。这节我们大概了解一下他们的前生后世是怎么回事儿。

从医学上讲，糖尿病性中枢神经病变指大脑、脊髓的病变。人们常常忽略糖尿病的中枢神经病变，而重视周围神经病变。由于高血糖毒性使神经细胞内异常的代谢产物增加，导致神经细胞缺氧而失去再生、修复功能，大脑皮质神经细胞的纤维束减少，神经传导减慢，学习记忆功能下降，认知情绪甚至精神等高级皮层功能均有所减退，因此糖尿病患者痴呆的发生率远高于非糖尿病患者。

糖尿病周围神经病变是这样的：周围神经系统分为3大部分，即感觉神经、运动神经、自主神经（交感副交感神经）。感觉神经病变时，患者开始感觉到肢体麻木，有戴手套、袜套样感觉，有蚂蚁走感、针刺感；感觉消失时，对冷热痛的刺激毫无知觉，所以糖尿病患者即使脚踩到钉子和玻璃片上也感觉不到疼痛，或热水洗脚烫伤后却不知道，这是很可怕的，如果感染就形成糖尿病足。还有的患者感觉肢体呈针刺样、钻凿样、烧灼样剧痛。而当患者出现运动神经病变时，由该神经所支配的肌肉会出现萎缩和肌无力，甚至瘫痪；面神经病变时可出现面瘫；运动神经病变可引起眼睑下垂、复视等。自主神经病变的症状在临床上表现多种多样，如出现心慌、头晕、猝死、尿潴留、尿不尽、肾功能减退、胃麻痹、胃轻瘫、胃肠激惹症、体位性低血压、性功能障碍等。

弄清了高血糖和神经病变的前世今生，就要知道中西医结合才是治疗糖尿病神经病变的有效方法，根据受损的神经选择不同的治疗法则，千万不能盲信偏信。

在临床实践中，医生们总结了五结合疗法。首先积极控制血糖，光治疗神经病变，不控制高血糖，就好像救火而不扑灭火源一样不能根除。其次，改善血液循环特别是微循环，提高组织特别是神经细胞的供血及供氧，使受损的神经细胞得以修复和再生。第三，营养受损的神经，中药治疗糖尿病自主神经病变有独特效果。第四，糖尿病患者要定期体检，保护好大血管及微血管。第五，养成良好的生活习惯，要戒烟禁酒，预防神经病变的发生。

了解了这些内容，我们应该记住：预防才是最重要的，晚求医不如早求己，做到心中有数。

◎ 糖尿病对心脑血管的破坏有多大

很多文章都指出糖尿病对心脑血管破坏极大，但究竟有多大？中国工程院院士，河北医科大学教授、博士生导师吴以岭教授的一篇文章就很能说明这个问题。在文章中，吴教授指出：我国已经成为全球糖尿病患病率增长速度最快的国家之一。糖尿病的危害不仅仅在于该病本身，更严重的危害在于它带来的各种并发症，其中以心脑血管病

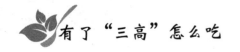

变最为严重，有50%以上的糖尿病患者死于心脑血管病变。

糖尿病患者之所以容易并发心脑血管病，根本原因就是高血糖导致血管内皮受损，这正是心脑血管病发病的初始环节。糖尿病是一种全身慢性、进行性、内分泌代谢性疾病，患病后会导致人体内糖、脂肪、蛋白质、水及电解质等的代谢紊乱，以高血糖为主要特征，而血液中长期持续性的高血糖、高血脂会对动脉血管的内皮细胞以及连接细胞的介质造成"侵蚀"，致使血管内皮细胞坏死脱落，细胞间的联结被破坏，血管内皮也就变得不再光滑平整。血液中的血脂、血小板等物质会凝结集聚在内皮受损的部位上，变成了附着在血管壁上的斑块，使动脉血管变硬，并且越来越狭窄，阻碍心脑供血，从而引发心脑血管病。

许多危险因素都可以诱发血管中形成的斑块破裂，糖尿病就是危险因素之一。斑块在不破裂的时候，会堵塞血管，造成心脑供血不足，而在受到情绪激动、剧烈运动、酗酒、寒冷或高血脂、高血糖的刺激时，斑块包膜就会破裂，释放出来的脂质、斑块碎块与血液中的血小板形成血栓，随血流运行，可以在顷刻间彻底堵塞住血管，如果堵住冠状动脉就会发生心肌梗死或猝死，堵住脑血管就会出现脑梗死。所以，心脑血管急性症状最易"找上"糖尿病患者。

研究发现，糖尿病性心梗、脑梗患者在溶栓、介入治疗后出现后遗症的风险远远大于普通心梗、脑梗患者，这是因为心脑组织中的微血管被高血糖破坏的结果。血液营养心脑组织，就必须先从大血管进入微血管，再经过微血管进入心脑组织，糖尿病性心梗、脑梗患者的微血管被高血糖破坏，即使溶栓、介入治疗能开通大血管，也不能解决心脑微血管堵塞不通的问题，所以造成了许多糖尿病性心梗、脑梗患者长期不能恢复的恶果。

既然已经清楚心脑血管病易"偷袭"糖尿病患者，那么应及早预防，可选用通络中药。通络中药在糖尿病血管病变的防治上具有巨大优势，可以从整体上既治疗糖尿病，又疏通血管，防治心脑血管病。

◎ 当心糖尿病引发尿毒症

据数据显示，糖尿病患者中接近30%的人最终会发展为糖尿病肾病，部分人进而发展成尿毒症，而高血压患者中也有15%左右的人会最终发展为尿毒症。这类患者都有一个特点，即糖尿病治疗不坚持、不彻底，血糖和饮食控制不好。起初糖尿病肾病并无明显的临床症状，尚未发展到肾衰竭及尿毒症程度，因此，患者没有给予过多重视，但随着肾功能损伤的进一步加重，即会发展到尿毒症阶段。

肾脏的功能就像一座水坝，肾小球是"过滤网"，肾小管是"下水道"，负责排泄血液中的废物和多余水分，将有用物质保留下来；同时它还分泌调节血压、生产红细胞、促进骨骼生长的激素。而糖尿病患者血液中的葡萄糖浓度较高，而葡萄糖就像河道中的泥沙，流经肾脏时很容易黏附在"过滤网"上，使其变硬、变窄、阻塞，甚至毁坏。

我的好朋友张先生，10年前患了2型糖尿病，虽然一直在治疗，但由于工作原因，应酬多，饮食控制不严，在去年上半年发现尿里有微量白蛋白，诊断为糖尿病肾病，对此张先生并未引起重视，结果短短5个月时间就发展成尿毒症，只能依靠透析生活。

要避免糖尿病肾病及尿毒症的发生，以下3点要特别注意。

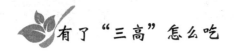

首先，要及时发现糖尿病，因为2型糖尿病常没有典型的"三多一少"症状。

其次，糖尿病要坚持治疗，尽量选用肾毒性比较小的降糖药，切忌吃吃停停，同时要改变不良的生活方式，定期进行血糖、血压及尿微量白蛋白和肾功能检查，以便及时发现相关并发症。

第三，一旦发现糖尿病合并有高血压、肾病等疾病时，要及时在专科医生指导下进行规范治疗。

第二章

控制"三高"，饮食调理是关键

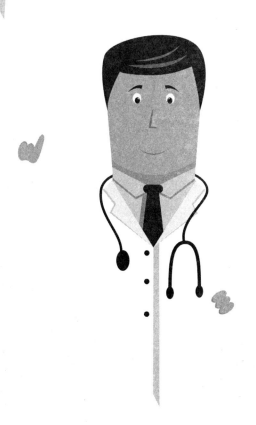

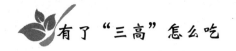

◎ 有了"三高"不要急

　　高血压病、高脂血症、糖尿病是危害人类健康的三大慢性非传染性疾病，被称为"三高"。在我国人群中，近半数以上的中老年人患有"三高"疾病；15%以上的人不同程度的同时患有这三种病，而且患者逐渐趋于年轻化，患"三高"的概率越来越大。很多人对此痛苦不堪，甚至有的患者无奈之下有病乱投医，偏信秘方延误治疗。

　　"三高"是现代社会生活、工作、环境下滋生出来的"富贵病"，它们之间是相互关联、互相影响的。弄清它们之间的关系有助于治疗、缓解病情。

　　高脂血症与高血压病的相互关系表现如下。血管的外周阻力、动脉壁弹性、血液黏度是形成高血压病的主要因素，同时这些也是高脂血症的表现。正常人的血管内皮是光滑流畅的，如果血脂水平增高，血脂就会在血管内皮逐渐沉积成斑块，造成血稠、血管硬化，使血管壁弹性减弱，久而久之就会破裂、出血，使管腔变狭、血流阻力增加，从而使血压升高。高脂血症还能降低抗高血压药的敏感性，增加降压治疗的难度，因此治疗高血压病的同时应降血脂。

　　高脂血症与糖尿病的相互关系表现如下。很多糖尿病患者都伴有高脂血症，因此人们通常把糖尿病与高脂血症称为姊妹病，并认为高脂血症是糖尿病的并发症。在脂肪控制方面，胰岛素能促进脂肪的合成与储存，使血中游离脂肪酸减少，同时抑制脂肪的分解、氧化。胰岛素缺乏可造成脂肪代谢紊乱，使血中甘油三酯及游离脂肪酸浓度增高，脂肪储存减少，分解加强，血脂就升高。另一方面，2型糖尿病患者进食过多、运动少，促使体内脂类合成增多，这也是造成血脂增高的原因。而肥胖伴高脂血症者，由于胰岛素受体数相对减少，从而产生胰岛素抵抗，容易诱发糖尿病。

高血压病与糖尿病的相互关系表现如下。临床上很多高血压患者，特别是肥胖患者，常伴有糖尿病，而糖尿病也较多伴有高血压病，因此两者被称为同源性疾病。主要原因是高血压病与糖尿病可能拥有相同的遗传基因，糖尿病易引起肾脏损害，肾脏能分泌一种名为肾素的活性物质，有调节血压的功能。肾脏受损害后，人体自身血压调节会陷入失衡状态，使血压升高；此外，糖尿病患者由于血糖水平的升高，血液黏度增加，血管壁受损，血液循环阻力增加，从而导致高血压病的发生。

虽然形势很严峻，但是一旦患上"三高"也不要着急，不要慌，认真听从医生建议，合理安排饮食运动是可以缓解、调理和康复的。

◎ 通过饮食可以控制"三高"

高血压、高血糖、高血脂是威胁老百姓健康、影响寿命、花钱最多的三种慢性疾病状态。三种疾病可以单独存在，也可以紧密关联。有数据统计显示，得了高脂血症的话，大概25%或者更多的人合并高血压，糖尿病人中大概40%的患者至少合并高血压或者高脂血症。更可怕的是，"三高"引发的心脑血管疾病，其高患病率、高死亡率及高致残率居诸病之首，被称为"人类健康与生命的头号杀手"。

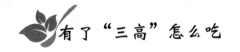

在我国35岁以上的人群中，"三高"患病率已上升为38.2%，城市患者远远高于农村。由"三高"导致的脑卒中、心肌梗死患者近千万，其中75%的人有不同程度的劳动力丧失，40%的人重度残废。在我国城市中，40%以上死因是心脑血管疾病。

"三高"人群之所以健康会亮起红灯，和他们大多数爱吃油炸、甜食，荤多素少，细多粗少，高热量、高盐等饮食习惯密切相关。"三高"人群可以通过饮食来调节，从而逐步缓解康复。肥胖是"三高"的高危因素，减肥能减少患"三高"的危险，促进血压、血液黏稠度下降并提高周围组织对胰岛素的敏感性，改善胰岛素的抗病状态。减轻体重，除了通过运动、改变不良的生活习惯进行控制之外，均衡饮食也是至关重要的，尤其是要限制糖、盐及脂肪的摄入。

"三高"患者饮食调节的重点如下。

抗高血压

需摄入维生素B族、镁、钾等营养素，它们富含于豆类、芹菜、香蕉等食物中，能改善脂质代谢，保护血管结构与功能，起一定的降压作用。

抗高血脂

需摄入维生素A、维生素C、维生素E、硒等抗氧化营养素，它们富含于各类蔬菜水果以及菌类等食物。

抗高血糖

需摄入维生素D、铬、锂等营养素，它们富含于乳制品、海河鲜等食物中，能降低血液中的葡萄糖耐量，改善血糖偏高所引起的并发症。

"三高"的饮食治疗包括控制总热能、合理营养成分、少量多餐、高纤维饮食、口味清淡、水果适宜适量、少饮酒不吸烟等。每个"三高"患者都必须把合理控制饮食作为和疾病斗争的必要手段，终身进行饮食治疗。

◎ 几种诱发"三高"的吃法

我们常说"病从口入"，现代人生活节奏的加快，快餐饮食逐渐流行，饮食结构趋于西方化，垃圾食品充斥市场，人们越来越多地摄入高脂肪、高糖等高热量食品及高盐食品。"三高"就是典型的吃出来的病。这一节我就给大家介绍几种最容易诱发"三高"的吃法。

爱吃肉型

这种人从小就喜欢吃肉，一直吃习惯了，没肉就不吃饭或吃不下饭，长此以往饮食结构不均衡，造成了身材过于肥胖，一到体检就是"三高"居高不下。

做菜喜欢油多

工作室的一位咨客张涛是个"五好"男人，还特别爱下厨房。他爱人倒是张嘴就吃的主儿，可是，最近张太太抱怨连连，身材越来越超重了，埋怨老公做菜爱放猪油，并且放油还很多，刚做完体检，有高脂血症了。张太太血压忽高忽低的，老公也是高血糖。营养师劝他们做菜少放油，尽量在每一餐有凉拌菜，还有就是买个控油壶，两口子一天油的

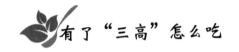

量在50克就可以了，过去炒一个肉菜估计放油都得是50多克，一天三餐用油量大大超标，1克脂肪产生37.7千焦（9千卡）热量，50克油脂就是1883.6千焦（450千卡），相当于标准碗4碗多米饭，多可怕的量啊。我们每次多放一点油不觉得多，可是让你多吃几碗饭，肯定吃撑了。所以要严格控制油的摄入。

不爱吃蔬菜、水果

我老舅最爱吃的就是红烧肉和猪蹄，今年都快70岁了，一辈子就爱吃这两样，其余的蔬菜、水果很少吃，觉得没营养，不重要。结果到医院检查，体重超标15千克，还有高血脂、高血糖、高血压和前列腺肥大。这下把我的话听进去了，开始荤素搭配，开始不吃那么多肥肉，炒菜也不放猪油了。

吃的菜很咸

楼上的赵女士就喜欢做菜放很多盐，过年做的腊肠那个咸度，大家吃一口都吐出来了，实在吃不下。吃惯了咸口味，每餐吃完后都会感觉很渴，她自身有高血压几年了，而且血压很高。她一直不太重视，直到感觉头晕得厉害，眼睛也有些模糊，也看了一些养生节目，才开始逐渐减少盐的摄入，早餐也不拿咸菜和酱菜搭白粥了，自己学会了做各种凉拌蔬菜，吃了感觉口里也不那么发干了，自己感觉吃得淡一点身体舒服多了。

喜欢吃烧烤

网友咪咪最爱吃烧烤，夏天就是她最快乐逍遥的季节，每天晚上在大排档邀上三五朋友一起吃烧烤，烤的食物除了牛羊肉串，还有那些动物内脏，就连一些蔬菜也喜欢烤着吃，烤完后刷一层油，比如烤玉米、土豆、茄子、蘑菇、青菜等，平时一周也要到烤肉店吃上几回。入职参加单位必须要求的健康体检，这一查不要紧，竟然"三高"来到了自己身上，而且指标都是超高，医生让她住院观察。着急入职的她彻底傻眼了，原来"三高"对自己的影响这么大。她反思自己的饮食，看来是烤肉烤菜吃得过量了，把自己的身体吃坏了。

特爱吃零食

零食，不管男孩女孩都爱吃。可是有些人爱吃得竟然不吃三餐，躺着上网，身边放着一大堆膨化食品和熟食肉类制品。乐乐就是这样的，他虽然是男孩，可是很喜欢吃零食，每天上班包里都带着一些薯片、可乐、鸡翅、饼干之类的，尤其是早餐就拿这些来凑合，晚上消夜就是方便面，一次2桶，要知道方便面一桶的能量大约相当于5碗米饭，盐分是一个人一天摄入的盐分。由于常年吃零食，体重一天比一天胖，他在体检中还发现自己患有高脂血症和高血糖，年纪不大的小伙子竟然沾上了"富贵病"。乐乐心想：这下可要管住自己的嘴了，为了能找个好老婆，坚决把体重减下来，把血脂和血糖降下来。于是他办了一张健身卡，还参加了营养学习班，在追求自己心中健康的梦想之路上，快乐地启程了。

"三高"疾病，很大程度上是因生活方式不当引起的疾病，大多数"三高"人士，尤其是年轻的患者，往往是吃出来的。单纯的药物治疗难以起效，药物治疗是治"表"的必要手段，而通过调整膳食结构、改变饮食习惯等营养干预手段，适量运动、控制体重，才是解决"三高"病症的基础。这样不仅可以避免或减少不良生活方式所引起的疾病，还可能使一些高危疾病的病理变化逆转。

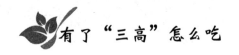

以营养干预为手段，帮助"三高"患者调整日常饮食结构、平衡营养吸收，从而达到控制体重增长、舒缓"三高"症状的目的，是我们每一个从事营养健康人员的职责，也是每个人对自己健康负责的表现。

◎ "三高"调理的本质是营养平衡

我们的生命处于一种动态平衡的状态。如果机体摄入的能量远远超过机体消耗的能量，就会造成能量的储备。这种能量的储备现象就是营养过剩的表现。随着经济的发展，人民生活水平的提高，"三高"等"富贵病"在报纸、杂志和网络的曝光率越来越高。"三高"的根源，从营养学上讲，就是"营养过剩"。

在美国有一种新的营养学认为：虽然人体摄入了过多的其他营养比如糖类、蛋白质和脂肪等，但实际上许多微量元素却比之前获取得更少，所以产生一些非工业化时代所不常见的一些疾病，如癌症、心脏病、脑卒中、糖尿病和老年痴呆症等。主要是因为人体内不饱和脂肪酸：ω-3脂肪酸和ω-6脂肪酸的比值已经失衡，正常比值为1∶1。看似全民营养过剩，但实际上是绝对营养不良，有碍全民身体素质的提高。

不得不承认，现代化的食品工业成为一把双刃剑——精制让米面的保质期更长，今天生活在城市里的人，很少会有遭遇米里爬满象鼻虫、面粉潮湿板结发霉的机会。但是，代价是损失80%～90%的矿物质、维生素和纤维素。使用农药、化肥和大棚，一年四季都可以吃到碧绿的菠菜，但完全依赖以氮、磷、钾为基础的复合肥料催熟的作物，在可量化的考查指标外的营养损失是多少？意大利的一项研究给出的数字是60%，这个数字相当可怕。

如果我们的饮食结构不改变，吃下同样多的食物，获取的微量营养成分就不如以前多。在糖类、蛋白质和脂肪这三大能量来源的指标上，总体呈现全面过剩的状态。但具体到膳食纤维、各种维生素、微量元素，以及直至今日仍未被科学界完全认识了解的各种萜类、酯类、多酚类、酮类、异硫酸氰盐类，获取量大大不足。我们因为过度追求效率而放弃了原有的杂食传统，造成严重的营养失衡。

营养平衡调理的宗旨就是维护生命的营养平衡。营养平衡是生命的根本，平衡调理就是让我们身体获得更均衡的营养，维护身体健康。面对我国食品安全问题，我们吸收的营养如何能平衡调理我们的身体呢？这就需要遵守营养平衡调理原理所提倡的饮食方式。

因而，通过饮食调理"三高"，本质上就是通过合理的饮食结构、饮食搭配、饮食习惯使人体内营养平衡，从而维持身体的健康。

◎ 膳食营养素与高血压的关系

营养素是指食物中可给人体提供能量、构成机体和组织修复以及具有生理调节功能的化学成分。凡是能维持人体健康以及提供生长、发育和劳动所需要的各种物质称为营养素。人体所必需的营养素有蛋白质、脂肪、糖、无机盐（矿物质）、维生素、水和纤维素7类。在生活中，这些东西也许很少被我们提及，却是维护身体健康的基础。

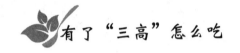

这一节主要就讲讲主要膳食营养素和高血压的关系。

食盐与高血压

食盐摄入过多，导致体内钠潴留，而钠主要存在于细胞外，使细胞外渗透压增高，水分向细胞外移动，造成血容量增多。血容量的增多造成心输出量增大，血压增高。

钾

钾对血压的影响主要是钾可以增加尿中钠的排出，使血容量降低，血压下降。在低钠摄入时，高钾对血压的影响并不大。

钙

高钙膳食有利于降低血压，可能和钙摄入高时的利尿作用有关，此时钠的排出增多；此外，高钙使血中降钙素的分泌增加，降钙素可扩张血管，有利于血压的降低。

脂肪与糖类

脂肪与糖类摄入过多，导致机体能量过剩，使身体变胖、血脂增高、血液的黏滞系数增大、外周血管的阻力增大，血压上升。

维生素C

维生素C可改善血管的弹性，降低外周阻力，有一定的降压作用。

膳食纤维

膳食纤维具有降低血清甘油三酯和胆固醇的作用，有一定的降压作用，还可延缓因高血压所引起的心血管并发症。

我们了解这些内容是调理高血压的基础。

◎ 高脂血症的"三三三"饮食原则

在使用饮食调理疾病的过程中，高脂血症患者最重要的就是要坚持"三三三"饮食原则，这一节重点解释这个基本原则。

三多

即多蔬果、多粗粮、多豆类。每餐保证250克以上的蔬菜，每天两份(每份200克左右)水果。花生、瓜子等坚果脂肪含量高，应限量食用，每周两三次，每次半把左右。燕麦、小米、玉米、高粱等粗粮对降血脂很有帮助，建议每天用部分粗粮(80克以上)替代精米细面。黄豆及其制品可替代部分肉食，绿豆、红豆、扁豆等杂豆则可作为粗杂粮，替代部分精粮。

三少

即少食用油、少高脂肪和高胆固醇食物、少甜食和饮料。避免食用任何动物油和人工油，各种植物油交换食用，每日控制在25克以内(相当于每餐1勺)。尽量减少外出就餐和食用加工食品的机会。动物内脏、鱼子、虾、蟹黄等胆固醇含量很高，肥肉、五花肉、排骨、鸡皮、鸭皮等脂肪含量很高，最好不吃。蛋黄胆固醇含量也高，但其中的卵磷脂能促进胆固醇代谢，每周吃3个鸡蛋是合适的。尽量避免食用甜食、饮料和零食等。

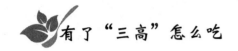
三平衡

即饮食平衡、身体平衡、食动平衡。普通人每天摄入的食物应该是这样的：水1200毫升，谷类250～400克，蔬菜300～500克，水果200～400克，畜禽肉类50～75克，鱼虾类50～100克，蛋类25～50克，鲜奶300克或等量的奶制品，大豆30～50克或等量的大豆制品，烹调油25～30克，盐6克。而高脂血症患者，应再略减少肉类、烹调油，谷类的一半应是粗粮，奶类选择低脂奶，多用鱼虾类替代畜禽肉类食物，每日饮水增加到1500毫升或以上。

掌握了这个饮食原则，对于降血脂是非常有帮助的，记不住的读者不妨抄下来贴在墙上，时刻提醒自己。

◎ 糖尿病重在饮食控制

糖尿病能给患者的生活带来了诸多不便，要积极注意控制好自己的饮食问题，因为糖尿病患者的饮食控制对于治疗非常关键，选择好适宜糖尿病患者的食物，对糖尿病的控制非常重要。这里，我大致介绍一下糖尿病患者的饮食原则。

少吃多餐

糖尿病患者的饮食讲究少食多餐，就是为了避免血糖波动过大，糖尿病患者这样做的另一个好处是减少饥饿感，有助于患者合理控制血糖，缓解糖尿病患者的病情。

少吃稀的

生活中，不少糖尿病患者喜欢喝粥、稀饭，但是稀的主食特别容易被消化掉，因此容易产生饥饿感，而且糖尿病患者消化太快，还容易短时间内加大血糖浓度，导致血糖升高，影响患者的身体健康。

控制低血糖

生活中，如果糖尿病患者感觉非常饿，同时伴有心慌、手抖、头昏等表现，那就是低血糖的反应了，这个时候糖尿病患者就要立刻吃糖，以免发生严重的后果。

纠正胰岛素抵抗

有胰岛素抵抗的糖尿病患者，并不是胰岛素分泌不足，而是身体对胰岛素不敏感，血糖的不能被充分利用，对于这类糖尿病患者，在吃饭以后会刺激胰岛素大量分泌，让血糖迅速降低，于是产生饥饿感。因此，对于这类糖尿病患者需要纠正胰岛素抵抗。

多喝水

糖尿病患者应该注意多喝水，临床上，不少糖尿病患者出现口渴症状，这是因为葡萄糖从尿中排出时，带走了大量水分，所以，糖尿病患者渴就应饮水，否则，会引起脱水或高黏血症，危害患者的健康。

少吃糖类食物

糖尿病的发生，是由于患者体内血糖升高所致，如果患者再继续吃大量糖类食物，很容易使血糖进一步攀升，这将会严重威胁到患者的健康，因此，糖尿病发病后，患者需要控制糖类食物的摄入。

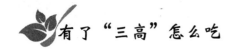

当然，饮食疗法应根据病情随时调整、灵活掌握。消瘦的患者可适当放宽，保证总热量。肥胖的患者必须严格控制饮食，以低热量低脂肪饮食为主，减轻体重。对于用胰岛素治疗者，应注意酌情在上午9～10点，下午3～4点或睡前加餐，防止发生低血糖。体力劳动或活动多时，也应注意适当增加主食或加餐。

◎ "三高"患者的12个健康礼物

高血压病、高脂血症、糖尿病都是现代文明派生出来的"富贵病"，可以单独存在，互相之间也紧密关联。如果高脂血症患者伴有糖尿病或高血压，就会加速血管硬化的进程，缩短并发症出现的时间，对"三高"患者来说，无疑是雪上加霜。这节内容主要是送您12个健康礼物，来对付"三高"。

每天250克粮

五谷为养，粮食能滋养大脑，也能养护肠胃，适量吃主食并不会使人发胖。

每天一餐粗

粗粮富含维生素B族、矿物质和膳食纤维，让我们有顺畅的肠道和持久的精力。

每天一把豆

豆子和豆制品能帮助补充蛋白质，更是多种保健成分的来源，让我们不容易发胖，而且不容易衰老。

每天500克菜

蔬菜是健康生活的永恒主宰，它供应的保健成分、维生素和膳食纤维帮助人们远离多种癌症。

每天250克绿

在蔬菜当中，深绿色叶菜是营养之精华，无论是强健骨骼，还是预防大脑衰老，绿叶菜都有意想不到的效果。

每天250克果

水果不仅味道甘甜，还能提供多种抗氧化成分和大量的钾，对于稳定血压、控制胆固醇和预防癌症都有益处。

每天50克肉

肉类和水产中的血红素铁、锌和蛋白质能帮助女性拥有红润的容颜和温暖的身体，只要适量摄入，就能美味与健康兼得。

每天一个蛋

最新研究表明蛋黄是营养素的宝库，其中含有12种维生素和多种保健成分。它不仅无害于心脏，而且有利于延缓衰老。

每天一杯奶

奶类中大量的钙和多种维生素，对女性不可或缺。不喜欢喝牛

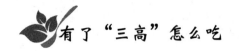
奶，没关系，酸奶毫不逊色，而且其中的益生菌好处多多。

每天一勺仁

坚果和种子是营养密集的食品，每天早上吃一勺，令人食欲满足，能补充多种微量元素，同时润肤美颜，何乐而不为呢？

每天一万步

运动是保持强健心脏和苗条身材的不二法门。走路时，脚步尽量快一些，加上每周两次有氧运动，能够有效延缓衰老。

每天8小时

睡眠是身体自我修复和充电的时间。高质量睡眠是美容的最佳方法，也是减少癌症发生最简单的方法。

相信这12件礼物，只要您真诚接纳，就一定会给您的生活带来改变。地位是临时的，荣誉是过去的，只有健康是自己的。有了健康才能做更多的事情，创造更多的价值，关爱自己就真诚地接纳这12件礼物吧。

第三章

高血压患者如何进行营养调理

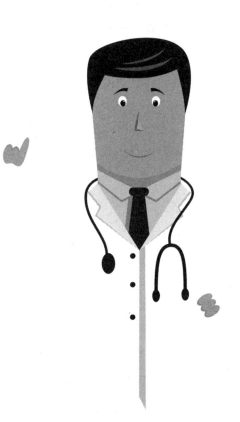

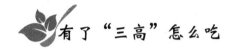

◎ 高血压的典型症状是什么

高血压，一般按发病缓急和病程进展，可分为缓进型和急进型，以缓进型多见。症状大家也不陌生，我在这里简单重复一下。

缓进型高血压早期多无症状，或在精神紧张、情绪激动或劳累后有头晕、头痛、眼花、耳鸣、失眠、乏力、注意力不集中等症状，随病程发展血压持续升高，脏器受累。

头痛、头晕是高血压患者最常见的症状。高血压危险现象，大多是由于情绪激动、过度疲劳、气候变化或停用降压药而诱发的。血压急骤升高，剧烈头痛，视力模糊，心悸气促，面色苍白，耳鸣，眩晕，多汗并出现急性心、脑、肾功能不全，应迅速降压治疗。血压突然升高引起急性脑循环功能障碍，致使脑血管痉挛、脑水肿、颅内压增高者称高血压脑病，呈亚急性发作，从发病到症状明显需24～48小时，症状有剧烈头痛、视力障碍、恶心、呕吐、抽搐、昏迷、一过性偏瘫、失语等，眼底可见小动脉痉挛、视神经盘水肿、出血及渗出物等。脑脊液压力升高，经过降压治疗1～2小时后，头痛与意识障碍可明显好转。

急进型高血压也称恶性高血压，可由缓进型突然转变而来，也可起病即为急进型。任何年龄都可能发生，但以30～40岁为最多见。血压明显升高，舒张压多在17.3千帕(130毫米汞柱)以上，有乏力、口渴、多尿等症状，视力迅速减退，眼底有视网膜出血及渗出，常有双侧视神经盘水肿，迅速出现蛋白尿、血尿及肾功能不全，也可发生心力衰竭、高血压脑病和高血压危象，病程进展迅速，多死于尿毒症。

用最通俗的话来说，高血压主要表现为头晕眼花。具体可能有：

头昏，头胀（头顶部、太阳穴部位，甚至全头痛），头脑不清爽，严重者有着裹布的感觉，看东西模糊，眼睛胀痛等，腰酸腿软，走路轻飘飘的，甚至东倒西歪，不能沿直线行走，有的患者伴有头摇动，手震颤，脸色潮红，脾气暴躁，口干，口苦，喝水不能解决问题，胸闷，心慌，气短，等等。

如果您或者亲人有上面某些表现，那么建议赶快量血压，排除或明确高血压。

◎ 高血压的诊断标准有哪些

高血压的诊断标准是根据所测量的血压值来判断的，高血压的诊断必须在未服用降压药物的情况下两次或两次以上非同日多次血压测定所得的平均值为依据。目前国内高血压的诊断采用2000年《中国高血压治疗指南》建议的标准：

级别	收缩压	舒张压
正常血压	<16千帕（120毫米汞柱）	10.7千帕（80毫米汞柱）
正常高值	16~18.5千帕（120~139毫米汞柱）	10.7~11.9千帕（80~89毫米汞柱）
高血压	≥18.7千帕（140毫米汞柱）	≥12千帕（90毫米汞柱）
Ⅰ级高血压（轻度）	18.7~21.2千帕（140~159毫米汞柱）	12~13.2千帕（90~99毫米汞柱）
Ⅱ级高血压（中度）	21.3~23.9千帕（160~179毫米汞柱）	13.3~14.5千帕（100~109毫米汞柱）
Ⅲ级高血压（重度）	≥24千帕（180毫米汞柱）	≥14.7千帕（110毫米汞柱）
单纯收缩期高血压	≥18.7千帕（140毫米汞柱）	<12千帕（90毫米汞柱）

　　如果患者的收缩压与舒张压分属不同的级别，就以较高的分级标准为准。单纯收缩期高血压也可按照收缩压水平分为Ⅰ、Ⅱ、Ⅲ级。

　　在未用抗高血压药情况下，收缩压≥18.5千帕（139毫米汞柱）和/或舒张压≥11.9千帕（89毫米汞柱），按血压水平将高血压分为Ⅰ、Ⅱ、Ⅲ级。收缩压≥18.7千帕（140毫米汞柱）和舒张压＜12千帕（90毫米汞柱）单列为单纯性收缩期高血压。患者既往有高血压史，目前正在用抗高血压药，血压虽然低于18.7/12.0千帕（140/90毫米汞柱），也应该诊断为高血压。

◎ 盐吃多了容易诱发高血压

　　随着生活水平的日益提高，人们开始注重健康的生活方式。现在大多数人都知道应该少吃盐，因为这样做可以降低高血压的发病率，但是食盐究竟是如何导致高血压的，人们还是知之甚少，盐为什么会使血压升高呢？

　　这是因为食盐的主要成分是氯化钠，钠离子和氯离子都存在于细胞外液中，钾离子存在于细胞内液中，正常情况下处于平衡状态。当钠离子和氯离子增多时，由于渗透压的改变，引起细胞外液增多，使钠和水潴留，细胞间液和血容量增加，同时回心血量、心室充盈量和输出量均增加，就会使血压升高。

　　细胞外液中钠离子增多，细胞内外钠离子浓度加大，则细胞内钠离子也增多，随之出现细胞肿胀，小动脉壁平滑肌细胞肿胀后，一方面使管腔狭窄，外周阻力加大；另一方面使小动脉壁对血液中的缩血管物质(如肾上腺素、去甲肾上腺素、血管紧张素)反应性增加,引起小动脉痉挛,使全身各处细小动脉阻力增加,血压升高。

目前世界范围内的许多资料均表明,盐的摄入量或尿钠离子排泄量(间接反映钠的摄入量)与高血压呈正相关,即人群摄入食盐量越多,血压水平越高。我国的研究情况也显示,北方人食盐的摄入量多于南方人,高血压的发病率也呈北高南低的趋势。

盐少,味儿就淡,要想吃得香就要多放盐,这是不少人的看法。加工食品和餐馆为了给人留下味道好的印象,是不会少放味精和盐的。单位的食堂往往也会放很多成本很低的盐和味精。所以,常吃食堂和餐馆的人,或是常买加工好的食品的人,吃进嘴里的盐就多,发胖和得高血压的概率也就水涨船高了。

所以,要想保持体型,要想减肥,要想把血压控制住,首先要做的就是回家自己做饭吃,不吃餐馆,不吃食堂,不买加工好的食品,怎么麻烦怎么来,图省事图方便是得不到健康的。除了每餐"自力更生"之外,为了减少盐的摄入,还要把家里的味精、鸡精统统扔掉,以后再也不要买了。

如果您把味精戒了,每天吃到肚子里的盐就能减少至少10%。吃盐多了,就会口渴,而吃饭时口渴,人们首先想到的通常不是喝水,而是喝啤酒和饮料,这样的坏习惯就在不知不觉中多加了一笔热量。如果口渴了,最好的选择就是喝水,因为白开水是不含热量的。茶也几乎不含热量。一定要少喝啤酒、饮料。

少吃盐,多喝白开水对控制血压的好处你明白了吧。

◎ 不咸却是"含盐大户"的食物有哪些

世界卫生组织建议，成人每人每天食盐的摄入量不应超过6克，但我国居民目前盐的摄入量比建议摄入量超标一倍。生活中看得见也摸得着的"食盐"很容易被大家发现，要下定决心控制起来也简单，但一些食物中有的"隐形盐"却容易被忽视。这节我们就说说哪些食物不咸却是"含盐大户"。

调味品

代表：味精。

据监测，每100克味精中20.7克都是盐，远高于人们印象中很咸的豆瓣酱、辣酱、豆豉等其他调味品。这20.7克是测定味精中含钠量再折算成氯化钠的结果。食盐引起高血压的成分主要是钠元素，而味精的主要成分是谷氨酸钠，所以多摄入味精，同样会增加引发高血压的危险。

甜品

代表：冰激凌。

值得注意的是口味也会"骗人"，判定食品中是不是含盐，并不能单靠味觉来判断。事实上，很多甜味食品中也会含有盐。因为奶酪、糕点成胚后储存发酵前，表面是要抹上一层盐来腌制的，这是发酵和储存的必要工序，只是浓郁的酸甜味把咸味遮盖了，欺骗了我们的味觉。通常来说，在甜面包中加入盐，甜味会更加突出，这是味觉互相作用的结果。每100克普通麦胚面包、法式面包含盐量约在

1.2克，100克油条约在1.5克，饼干中的盐分略少，每100克含盐量也在0.8～1克。有实验证明，在1%～2%的食盐溶液中添加10%的糖，几乎可以完全抵消咸味。所以在很多咸甜口味的菜里，食盐的浓度要比感觉到的水平更高。因此，如果要减盐，糖醋排骨、鱼香肉丝等菜就要少吃。南方人做菜都喜欢放点糖来提鲜，这对控制盐的摄入也很不利。

快餐

代表：方便面。

现在的小孩，很少有不喜欢吃方便面、鸡翅、比萨饼、薯条等快餐食物的，但这些都是高盐食物，对健康非常不利。快餐之所以含盐量高，是因为有各种高盐作料。比如一包方便面的面饼本身并没什么盐，但当你加入各种调味包时，这一餐摄入的盐就已超量了。

熟食

代表：鸡腿。

鸡腿是我们都爱吃的熟食，但在加工鸡腿时，为了增加口感，往往要加入许多调料，这些调料里都或多或少含盐，之后再抹上多种香料，放入烤炉中烤，因此，经常吃鸡腿无形中摄入了许多食盐。

除了上述这些典型的不咸高盐食品，我们平常所吃的臭豆腐、兰花豆、葵花子、小核桃等零食，烧鹅、盐水鸭等熟食制品，香肠、熏肉、鸡腿、午餐肉、腊肉等熟食，它们虽然吃起来简单方便，却含有大量的盐，南方人最爱吃的腊肉，含盐量尤其多。

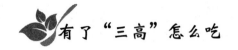

◎ 怎样吃能减少盐的摄入

有一天打开微信，有个微友给我留言：熊苗营养师，我爸妈都是血压高患者，我们知道盐与高血压有密切关系。父母平时都吃得比较咸，但他们长期都习惯了这样的吃法，一时也改变不了。请你看怎样吃才能减少盐的摄入呢？

这是一个很普遍的问题，很多人喜欢重口味，长此以往对血压的稳定就有冲击了。因此，我们还是希望大家能吃得清淡一点。中国营养学会建议我们每人每天摄入6克盐，比世界卫生组织建议盐的摄入量还高1克。而对于高血压、肾脏病、糖尿病的人来说，还需要更清淡，还要减少一半，也就是2～3克。"减盐行动"势在必行，那么，如何减少盐的摄入呢？这里告诉大家几个小方法。

（1）加工食品不吃或者少吃：加工食品，比如薯片、香肠、方便面，还有一些炒制的干货盐分都不少，尤其是一包方便面的盐分足够一个人一天的量，这类食物要不少或少吃。

（2）腌制的食品少吃：少吃腊肉、腊肠、各种酱。

（3）在外吃饭可以向点菜员特别强调：少盐，可用餐桌上的盐随自己口感添加。

（4）自觉纠正口味过咸而过量添加食盐和酱油的不良习惯，对每天食盐摄入采取总量控制，用量具量出，每餐按量放入菜肴。一般20毫升酱油中含有3克食盐，10克黄酱含1.5克食盐，如果菜肴需要用酱油和酱类，应按比例减少其中的食盐用量。最好在厨房备一个限盐勺，控制全家人的用盐量。

（5）调味时使用借味法：可以多用一些天然食材或调味料调味。如在菜肴中放些海米、海苔、海鲜等具有天然咸味的食材，即增鲜又健康。

（6）买低钠盐：普通盐的成分全是钠，而低钠盐中钠只含65%，钾占25%，镁占10%。换言之，吃同等量盐，低钠盐的含钠量大幅减少，还增加了矿物质钾和镁，这两个营养素能排出体内多余的钠，具有降低血压的积极作用。

（7）炒菜出锅时候再放盐：这样做盐分就在食物表面，这样你就感觉到食物的味道了。

（8）用其他调味品帮助调味：还可用白醋、柠檬汁、葱姜蒜帮助调味，醋是咸味的天然增强剂，在烹饪时稍微加一点便可以做到少盐又不减咸味，而胡椒、大蒜、葱、姜等则可以帮助变化口味。

这些小方法教我们从日常小小行动改进，减少盐的摄入，预防高血压，保持健康身体。

◎ 高血压患者要增加钾的摄入

钾是维持人体生命的必需元素，但我国膳食中钾摄入量普遍偏低，膳食钠和钾的比为3：1，这与我国高血压患病率居高不下可能有关。几乎在每一个重要的身体机能的活动中，钾都非常重要，比如血压的持衡、心脏和肾功能、肌肉收缩，甚至食物消耗都离不开钾的作用，所以高血压患者要适量增加钾的摄入。

我们现在越来越少吃完整的食物了。但食物被人为处理后，无论被煮还是被加工成速食品，营养成分都会丧失，尤其是钾元素。这是因为生产商在处理加工过程中，给食物加了很多盐，为了保鲜或延长

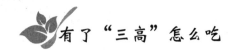

保质期，他们最愿意这样做。当我们吃这些食物的时候，我们耗尽了身体里的钾来帮我们处理体内多余的钠。很多研究者认为，钾和钠的相互作用失去了平衡是高血压患者数量持续上升的原因之一。同时，失去了这种平衡后，各种跟血压有关的疾病也接踵而来，如脑卒中等。

　　钾对我们健康的重要性是不言而喻的。中国营养学会建议青少年和成年人的足量的钾摄入量为每天4 700毫克，通过食物摄入足量的钾是不错的办法，比如多吃新鲜的水果、蔬菜可以摄入较多钾。但患有肾结石和严重的充血心脏疾病的人，必须限制钾的摄入量。

　　高血压病症的典型特征是动脉壁增厚，但给予足量的钾后，动脉壁便不再增厚。这主要是钾对血管有保护作用，可防止动脉壁受血压升高而导致的机械性损伤，从而降低了高血压患者卒中的概率。每天摄入5～7克钾，可使血压降低0.5～1.2千帕（4～9毫米汞柱）。有人在动物实验中发现，增加钾的摄入量，即使不显示有降低血压的作用，亦可预防卒中、心室肥大、肾功能低下的发生，降低由高血压并发症所致的死亡率，故高血压患者应适当补钾。

◎ 哪些食物含钾比较高

　　钾对于我们人体而言有着至关重要的作用，因此了解含钾高的食物有哪些，是保证身体健康的方法之一。生活中很多食物中都含有丰富的钾，下面我把最常见的列出来。

绿豆

绿豆具有很好的清热解毒的功效，这是很多人都了解的，并且我国传统医学经常将绿豆作为解多种食物或药物中毒的一味中药。绿豆之所以具有清热解毒的功效是因为在绿豆中含有大量的维生素B、葡萄糖、蛋白质、淀粉酶、氧化酶等营养物质，经常食用绿豆能够帮助人体排泄体内的毒素，从而促进机体的正常代谢。日常生活中，如果不小心过量地食用一些过于肥腻、热性的食物后，很多人就会出现皮肤瘙痒以及暗疮等情况，这个时候通过吃绿豆能够很好地缓解。这是由于绿豆中含有大量的钾，它会中和体内的一些有毒物质，因此起到预防以及治疗皮肤病的作用。除此之外，经常食用绿豆还可以有效降低胆固醇，起到保肝和抗过敏的作用。

海带

可以说所有的海产品中都含有大量的钾元素，海带当然也不例外。我国传统医学认为海带味咸，性寒，因此具有很好的消炎、平喘、排毒等功效。海带除含有大量的钾之外，碘的含量也异常丰富，它被人体吸收后能够帮助人体排除有害物质、病变物和炎症渗出物，除此之外，在海带中还一种叫硫酸多糖，它能吸收血管中的胆固醇，并排出体外。因此，在日常生活中我们不妨多吃一些海带以及其他海产品，特别是一些因为甲状腺肿大和碘缺乏而引起的高血压、动脉硬化、药物中毒的人。

猪血

猪血同样是含钾高的一种食物。在猪血中不仅仅含有大量的钾元素，而且含有大量的维生素C、维生素B_2、蛋白质、铁、钙、烟酸等物质。传统医学认为，猪血味甘、性温，有着很好的解毒清肠、补血美容的功效，在日常生活中我们可以多吃。而且猪血中所含有的血浆蛋白被人体内的胃酸分解后，会产生一种具有解毒、清肠分解功效的物质，它能与侵入人体内的粉尘、有害金属微粒发生化学反应，并且将这些毒素排出体外。

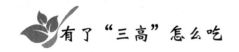

蜂蜜

蜂蜜中同样含有大量的钾元素，不仅仅如此，像维生素B族、维生素D族、维生素E、果糖、葡萄糖等营养元素在蜂蜜中同样非常丰富。传统医学认为蜂蜜润肺止咳、润肠通便、排毒养颜的功效，与其中所含有的这些营养元素有着密切的关系。蜂蜜中的主要成分是葡萄糖和果糖，这些营养很容易被人体所吸收，除此之外在蜂蜜中还含有多种人体所需的氨基酸、维生素B_1、维生素B_2、维生素C。在日常生活中，经常吃蜂蜜不仅能够起到排除毒素以及美容养颜的功效，而且对防治心血管疾病和神经衰弱都具有很好的疗效。

以上这些都是日常生活中含钾高食物，在日常生活中我们不妨通过吃以上这些食物来起到补钾的目的。当然，新鲜黄绿色蔬菜、水果，如鲜枣、柑橘、柿子、杏以及猕猴桃、刺梨、沙棘、黑加仑等都富含维生素和钾以及人体必需的微量元素。

◎ 高血压患者要注意补充钙

很多人都想要降血压，低盐饮食是降压中的必要措施。除了低盐饮食，多补充钙也是一种有效的降压办法。高血压患者要注意钙的补充。

高血压患者应多补钙，原因在于钙的正常代谢及细胞内、外钙离子浓度的相对恒定是维持心血管正常功能的条件之一。细胞内游离钙离子浓度升高可使血管平滑肌紧张性升高，造成血压升高。动物实验也表明，长期高钙膳食可降低血压。

多补钙可以起到一定的降压作用，因为钙的摄入，可以使外周血管扩张，有利于减少外周血管阻力。含钙高的食物莫过于奶类及奶制品，这类食物不仅含钙丰富，而且含有丰富的其他矿物质和维生素，尤其是维生素D，可以促进钙的吸收和利用。对高血压同时伴有高脂血症的患者来说，最好饮用脱脂奶，可以减少脂肪的摄入。

据研究，一般中国人摄入过高的盐分与高血压有关，对300位高血压患者连续两年供应高钙饮食后发现，病情有了改善，平均能降低血压约0.5千帕（4毫米汞柱），而不含高钙饮食的对照组，血压平均上升约0.3千帕（2毫米汞柱）。我国成年人每天大概需要1200～1500毫克的钙，折合起来大约是5杯牛奶。如果不能固定地从天然食物中摄取足量的钙，就要服用钙片、多运动、多晒太阳，这些都是补钙的有效办法。

◎ 哪些食物是高钙食物

通过上一节，我们了解了高血压患者要多补充钙质，那么哪些食物属于高钙食物呢？这一节重点来讲这个问题，现在把我归纳的日常生活中常见的高钙食物和能促进钙吸收的食物都列举如下。

奶制品

奶制品是钙的主要来源，无论是含量还是吸收率都很高。每100毫升牛奶含120毫克钙，每天喝250毫升牛奶就能获得300毫克钙，还含有多种氨基酸、乳酸、矿物质及维生素，促进钙的消化和吸收。而且牛奶中的钙质人体更易吸取。因此，牛奶应该作为日常补钙的主要食品。其他奶类制品如酸奶、奶酪、奶片，都是良好的钙来源。

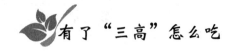
海带和虾皮

海带和虾皮是高钙海产品。吃25克海带，就可以补钙300毫克。它们还能够降低血脂，预防动脉硬化。虾皮中含钙量更高，25克虾皮就含有500毫克的钙，所以用虾皮做汤或做馅都是日常补钙的不错选择。虾米、紫菜也是不错的高钙食品。

豆制品

大豆是高蛋白食物，含钙量也很高。150克豆腐含钙就高达500毫克；500克豆浆含钙120毫克；其他豆制品也是补钙的良品。要注意的是豆腐尽量不要与某些蔬菜同吃，如菠菜。菠菜中含有草酸，它会和钙相结合生成草酸钙结合物，从而妨碍人体对钙的吸收，所以豆腐以及其他豆制品均不宜与菠菜一起烹制。但豆制品若与肉类同吃，则会味道可口，营养丰富。

蛋类、坚果类食物

鸡蛋也含有较高的钙，尤其是蛋黄中钙含量高。还有一些坚果，如花生仁、核桃仁也含有一定量的钙。

动物骨头

动物骨骼，如猪骨、鸡骨等，钙含量很高，80%以上都是钙，但是不溶于水，难以吸收。因此在制作成食物时可以事先敲碎它，加醋后用文火慢煮，放些青菜即可做成一道美味鲜汤。注意选择合适的做法，鱼骨也能补钙，干炸鱼、焖酥鱼和带刺骨制成的鱼松、肉松都能使鱼骨酥软，更方便钙质的吸收，而且可以直接食用。

蔬菜

蔬菜中也有许多高钙品种，金针菜、萝卜、香菇、木耳等钙含量都比较高。雪里蕻每100克含钙230毫克，小白菜、油菜、茴香、芫荽、芹菜等每100克钙含量也在150毫克左右。

以上介绍的各种含钙丰富的食物，只要搭配得当，除去那些影响钙质吸收的因素，就能够有效补钙，有利于降压。

◎ 高血压患者要慎对健康苏打水

健康苏打水，对高血压未必健康。随着生活水平的提高，我们对于水的要求也高了，因此，开始流行苏打水，所谓的健康饮水。但是，对于高血压患者，苏打水未必适合饮用。

苏打水的典型特点就是弱碱性。所以苏打水的确有一定的保健功能。苏打水可以缓解胃酸，有助于尿酸排放，进而降低高尿酸血症或痛风风险。还有就是苏打水中含有不少矿物质，这也对身体有益。不过，并非所有人，都适合喝苏打水。

高血压患者长期大量饮用苏打水并非好事，苏打水的主要配料是碳酸氢钠和二氧化碳。碳酸氢钠呈碱性。能适当中和胃酸。但胃酸分泌过少的人，饮用苏打水后，会使胃酸缺乏。其主要表现是消化不良以及腹部疼痛。

那么，高血压跟苏打水有什么关系呢？

苏打水中的碳酸氢钠入胃后，与胃酸发生中和反应，生成二氧化碳、水以及氯化钠。因此，不建议高血压患者或有高血压倾向的人常喝苏打水。因为过多摄入钠离子，肯定不利于病情。长期饮用苏打水，还有人会出现碱中毒，肾脏不好的高血压患者，就更不要多喝苏打水了。

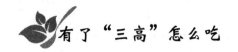

因此，对于高血压患者，苏打水绝对称不上是什么健康饮水，最好不要喝苏打水。

◎ 揭秘镁与血压的关系

众所周知，高血压患者不能吃含钠高或过咸的食品，但并不知道镁对高血压患者也非常重要。镁与高血压之间有什么联系呢？我们一起来看看。

在一项高血压病因的研究发现，给患者服用胆碱后，患者高血压的很多病症，像头痛、头晕、耳鸣、心悸都有所减轻。

另据研究，体内胆碱能够在维生素B_6的辅助下，由丝氨酸合成，但在这个过程中，维生素B_6必须有镁的帮助才能形成磷酸化的活性形式，参与胆碱的合成。在某种程度上说，镁影响着胆碱的合成及生理功能的发挥。从生理学角度讲，镁能降低血压是由于能稳定血管平滑肌细胞膜的钙通道，激活钙泵，排出钙离子，泵入钾离子，限制钠进入到细胞内。

此外，镁能减少应激诱导的去甲肾上腺素的释放，起到降低血压的作用。

作为人体必需的微量元素之一的镁，对心脏血管具有重要的保护作用，有"心血管卫士"之称。人体如果缺镁，可导致心动过速、心律不齐及心肌坏死或钙化。因此，有人说缺镁比高血压、高脂血症对心脏更有危险。

◎ 了解缺镁的原因及对策

高血压患者中往往存在严重的缺镁情况，引起缺镁的原因主要有以下情况。

饮食结构不合理

蛋白质和脂肪摄入过多，蔬菜摄入量不足，会影响到人体对镁的吸收。

经常饮用"纯水"

"纯水"包括蒸馏水、太空水、纯净水，这些水当然纯净，但在加工时除去了有害物质，也除去了包括镁在内的很多有益的矿物质，长期饮用会影响镁的摄入量。因此，一些专家提出"水要净化，不要纯化"的观点。

经常食用过剩食品

食品中的磷化物会引起肠内镁吸收困难，如动物蛋白、动物内脏等。同时饮食注意钙的补充，能够减轻磷对镁吸收的影响。

过量饮用咖啡和茶水

咖啡和茶水中的咖啡因会使食品中的镁在肠内吸收困难，引起镁排泄增加。

除此之外，食用过量食盐、腌制食品、含钠高的食品会使细胞内的镁减少；理和生理疲乏、情绪波动引起的应激反应，可使尿镁排泄增加；常食用加工过于精细的食品，也会引起食品中镁含量大大减少。

消除引起人体缺镁的原因，安排合理的饮食结构，多吃绿色蔬

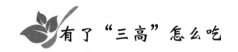

菜，常喝硬水，多食一些富含镁的食品，人体就可获得满足正常需要量的镁。不但对高血压患者控制病情有益，对于正常人保持身体的健康也大有裨益。

◎ 减少脂肪和胆固醇的摄入

很多人在常规检查中会被查出患有高血压，其实主要原因是日常饮食中摄入了太多的高蛋白、高脂肪和高胆固醇食物。改善饮食结构，是治疗高脂血症的第一步，也是药物治疗必不可少的前提。因为心理的原因，很多人就采用完全素食、偏食的办法，这是个误区，对身体是很不利的。当然，减少脂肪和胆固醇的摄入是非常必要的，该如何减少呢？

减少脂肪的摄入量

要少吃如猪肥肉、黄油、肥羊、肥牛、肥鸭、肥鹅等食物。因为这类食物含饱和脂肪酸过多，脂肪容易沉积在血管壁上，增加血液的黏稠度。要多吃海鱼，以保护心血管系统，降低血脂。烹调时，应采用植物油，如豆油、玉米油、葵花籽油、茶油、芝麻油等，每日烹调油用量控制在10～15毫升。

限制胆固醇的摄入量

胆固醇虽然是人体必不可少的物质，正常膳食中的胆固醇每日不超过300毫克，但摄入过多的确害处不少，含胆固醇高的食物，如动物内脏、蛋黄、鱼子、鱿鱼等食物还是不吃为好。不要过多吃糖和甜食，因为糖可转化为甘油三酯。

减少脂肪和胆固醇的摄入对于治疗高血压是有积极意义的。

◎ 哪些食物属于高蛋白低脂肪类食物

蛋白质是每个人都需要的基本营养素。如何增加蛋白质的摄入，尤其是在清淡饮食（低脂肪）的前提下增加蛋白质摄入，的确是值得重视的问题。哪些食物属于高蛋白低脂肪类食物呢？这里我列举一些供大家参考。

蛋清（去掉蛋黄的蛋白部分）

这是值得推荐的高蛋白低脂肪食物之一。两个蛋清可以提供8克最优质的蛋白质，脂肪约0.1克。其蛋白质营养价值高，易加工，易消化。成年人不耐受蛋清（过敏）的非常少见。

脱脂奶粉

两小袋（30克）脱脂奶粉提供蛋白质9.6克、脂肪约0.5克，同时又富含钾、镁、锌、钙等，且易消化。脱脂奶粉含有乳糖，有较多成年人不耐受乳糖（过敏），可能发生或加重肠胃道症状。此时，可用低脂酸奶或低乳糖牛奶代替。

大部分鱼类和海鲜

虾是其中最具代表性的一个。100克海虾含蛋白质16.8克，脂肪仅有0.6克。100克对虾含蛋白质18.6克，脂肪仅有0.8克。除少数过敏者外，绝大部分成年人，即使在疾病状态下，对虾或海鲜的耐受性都良好。有很多人传言鱼虾是发物，身体不适时应禁食，其实是没有根据的，不可信。

乳清蛋白

1勺（10克）乳清蛋白含蛋白质7.5克，脂肪0.7克。乳清蛋白容

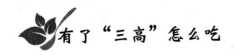

易消化、生物价高、氨基酸评分高，营养价值非常丰富。大部分成年人耐受性良好，但偶有过敏现象。缺点是单独应用时味道极差，可调味或混入其他食物中。选用具体产品时，要注意纯度。有些乳清蛋白粉仅含有30%左右的蛋白质，食用后对身体的补益不大。

平时多食用这些食物，既保证了营养素的吸收又不会让血压增高，对于控制高血压有很大的好处。

◎ 哪些食物能够降低胆固醇

胆固醇是人体不可缺少的营养物质。它不仅是身体的重要组成成分，还是合成许多重要物质的原料，但是长期大量摄入胆固醇不利于身体健康，会使血清胆固醇升高，增加患心血管疾病的危险，并诱发脂肪肝。

据美国每日健康网报道，通过长期研究，美国洛玛琳达大学研究人员的一项最新研究成果显示，已经患高胆固醇血症的人常吃以下10种食物能够降低胆固醇。

苹果

苹果因富含果胶、纤维素和维生素C，有非常好的降脂作用。如果每天吃两个苹果，坚持一个月，大多数人血液中的低密度脂蛋白胆固醇(对心血管有害)会降低，而对心血管有益的高密度脂蛋白胆固醇水平会升高。

胡萝卜

胡萝卜富含果胶酸钙，它与胆汁酸发生化学反应后从大便中排出。身体要产生胆汁酸势必会动用血液中的胆固醇，从而促使血液中胆固醇的水平降低。

玉米

玉米含有丰富的钙、磷、硒和卵磷脂、维生素E等，具有降低血清胆固醇的作用。

牡蛎

牡蛎富含锌及牛磺酸等，尤其是牛磺酸可促进胆固醇分解，有助于降低血脂水平。

杏仁

胆固醇水平正常或稍高的人，可以用杏仁取代其膳食中的低营养密度食品，达到降低血液胆固醇并保持心脏健康的目的。

海带

海带含丰富的牛磺酸，可降低血压及胆汁中的胆固醇；海带还含有食物纤维褐藻酸，也可以抑制胆固醇的吸收，促进排泄。

大蒜

大蒜能减少肝脏合成胆固醇。每天只需吃3瓣大蒜，便可有效降低有害的胆固醇，使有益胆固醇升高，使心脏病的发病率减少50%。

牛奶

牛奶含较多的钙质，能抑制体内胆固醇合成酶的活性，也可减少人体对胆固醇的吸收。

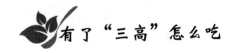

蜜橘

蜜橘含有丰富的维生素C，多吃可以提高肝脏解毒能力，加速胆固醇转化，降低血清胆固醇和血脂的含量。

茶

茶含有咖啡因与茶多酚，有提神、强心、利尿、消腻和降脂的功能。经常饮茶，可以防止人体内胆固醇的升高。

为了降低胆固醇的摄入，平时生活中可以多食用以上食物。

◎ 中老年人如何正确吃水果

吃水果对身体健康有很多好处，但是由于中老年人内脏器官衰老，导致各项生理功能有所减弱，如消化能力差、肠蠕动减慢、胃黏膜萎缩、胃酸过多等，也常伴有各种疾病的发生，因此一次不宜进食过多的水果，可采用少食多餐的吃法。老中年人吃什么水果好呢？又该如何正确吃水果呢？

饭后吃水果

中老年人肠胃功能较弱，胃肠蠕动较慢，更易导致便秘的发生。因此，即使要吃水果，也应在饭后1～2小时再吃。

吃水果应当适量

中老年人胃肠功能较弱，进食量过多反而不利于健康。如橘子有大量果酸，它对胃有一定的刺激作用，每天最多吃3个，千万不要多吃。从营养学的角度讲，我们并不提倡"狼吞虎咽"的吃法，而讲究的是细嚼慢咽。

吃水果最好应季

不同的水果食用的季节有别。如西瓜有解暑、清热之功效，因此应在夏天食用，如果冬季吃西瓜，就会蓄寒积痰，不利于消化。

有些水果不宜空腹食用

如柿子含鞣质及柿胶酚，若遇胃酸则凝固成块，形成"柿石"，因而导致胃结石。

冠心病、高脂血症患者宜吃山楂、柑橘、柚子、桃、草莓等水果，因果中含维生素C和烟酸，具有降低血脂和胆固醇的作用。

糖尿病患者宜吃菠萝、梨、樱桃、杨梅、葡萄、柠檬等富含果胶或果酸的水果，能改变胰岛素的分泌量，使血糖下降。

学会了正确吃水果，就能把水果真正变成食物界一颗最闪亮的明珠，新鲜水果富含矿物质、酶、维生素、纤维素、天然糖分以及水分等，可以迅速补充能量，消除疲劳，帮助人体调整酸碱度，还有利于降糖降压。

◎ 膳食纤维可以辅助降血压

我们也许经常会听大夫说，多增加点膳食纤维的摄入，膳食纤维到底是个什么东西呢？根据营养学的定义，膳食纤维是一种不能被人体消化的糖类，分为非水溶性和水溶性纤维两大类。纤维素、半纤维素和木质素是3种常见的非水溶性纤维，存在于植物细胞壁中；而果胶和树胶等属于水溶性纤维，则存在于自然界的非纤维性物质中。

膳食纤维虽然不能被人体消化吸收，但膳食纤维在体内具有重要的生理作用，是维持人体健康必不可少的一类营养素。由于膳食纤维在预防人体胃肠道疾病和维护胃肠道健康方面功能突出，因此有"肠道清洁夫"的美誉。

膳食纤维的吸水溶胀性有利于增加食糜的体积，刺激胃肠道的蠕动，并软化粪便，防止便秘，促进排便和增加便次，起到一种导泻的作用，减少粪便在肠道中的停滞时间及粪便中有害物质与肠道的接触时间，保持肠道清洁，从而减少和预防胃肠道疾病。膳食纤维能够抑制人体对胆固醇的吸收，预防高脂血症和高血压，当然也可以辅助降压。

◎ 哪些食物膳食纤维含量高

通过上一节，我们知道了膳食纤维的诸多好处，这一节我们主要说说哪些食物膳食纤维含量高。

膳食纤维含量最高的食物是米、麦等五谷的杂质，也就是米糠和麦糠，它们不溶于水，在胃肠里也不能完全消化，没有热量，含维生素B族，能把胃撑饱，是很有效又安全的减肥食物。其最大益处是促进大肠的蠕动，缩短食物在大肠的停留时间，防治便秘，并减少大肠里的细菌把食物转化成有毒物质的机会，也能稀释食物里既存的有毒物质，减少大肠受害的机会，预防痔疮、大肠癌和直肠癌的发生；如果食物中缺少这种纤维，患大肠癌、直肠癌的机会就会增加。

还有一种食物纤维能溶于水，但不能消化，却能降低胆固醇和血糖，保护心脏血管，益处更大。常见的蔬菜、水果，例如芹菜、胡萝卜、青菜、五谷、豆类、梨、柑橘、李子、苹果、桃子、西瓜等，都富含丰富的水溶性纤维，也都是高纤维食物。

具体来说，高膳食纤维食物主要有下面几种。

无花果

无花果的膳食纤维含量很高，每240克无花果含有6.6克的膳食纤维。它还富含钙、钾和镁。研究显示，无花果的膳食纤维有助预防乳腺癌。干无花果也一样有利于健康。

豆类

干豌豆、扁豆、黑豌豆和青豆等都是高纤维食物中的明星。多数豆类富含蛋白质、叶酸、铁和维生素B族，而脂肪含量极低。研究表明豆类食用越多，心脏越健康。

大麦

大麦的纤维含量与豆类旗鼓相当。大麦中的膳食纤维对降低胆固醇和促进肠道健康有益。同时它还富含硒，对降低直肠癌的风险和促进甲状腺激素代谢有帮助。

茄子

许多人觉得茄子软乎乎的，膳食纤维很少。其实茄子每提供83.7焦尔（20卡路里）热量，就能提供3克纤维。因为热量低，所以吃茄子便于摄取提供更多的膳食纤维。同时，茄子的镁、钾、叶酸、维生素B_6、维生素C、维生素K的含量都很高。

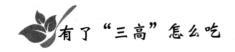

梨

一只梨的能量大约为418.6焦尔（100卡路里），含有5.2克膳食纤维。除了做水果，梨还能做凉拌菜吃。

绿叶菜

一杯芥蓝汁能提供一个人每日所需纤维的11%，5倍的维生素K，2倍的维生素A和60%的维生素C，但只有87.9焦尔（21卡路里）的能量。两杯菠菜汁就有4.3克膳食纤维，生菜则有2克。

知道了这些，对于调整我们的饮食结构大有好处，但膳食纤维也不是多多益善，如果摄入过多，就会干扰其他营养素的吸收。一些特殊人群，如营养不良、患有胃肠疾病或进行了消化道手术的患者，及老年性便秘的人，更不能摄入太多的膳食纤维，要根据情况适量摄入。

◎ 微量元素和高血压的关系

高血压是常见的心脑血管病，不仅患病率高，而且还会引起严重的心、脑、肾并发症。研究证明，高血压的发病不仅和遗传、肥胖、膳食等因素有关，和矿物质微量元素也有一定的关系。和高血压有关系的微量元素主要有下面的几种元素。

元素一：锌

锌是血管紧张素转化酶的活性中心，通过肾素—血管紧张素系统参与对血压的调节。老年性高血压与免疫功能有关，锌可通过调节免疫功能而调节血压。

元素二：锗

有机锗有明显的持续性降血压作用，临床观察能有效降低收缩压和舒张压，并改善高血压的临床病状。

元素三：铜

铜与体内多巴胺—b—羟化酶的催化过程有关。该酶影响去甲肾上腺素的合成，从而影响血压的调节。体内铜含量与各期高血压病呈负相关关系，老年性高血压与血清铜下降有关。铜为超氧化物歧化酶活性中心，参与抑制自由基对膜的损伤并抑制血管硬化。

元素四：钴

高血压与体内钴的长期减低或缺乏有关。据报道，钴盐注射可引起血管扩张和血压降低；血清钴浓度较低的人群，血压明显高于血清钴浓度较高的人群。

元素五：镉

镉是对人体有害的元素，它与高血压发病有密切关系，体内镉增高是原发性高血压的原因之一。镉能增加肾素活性水平，直接作用于缩血管和肾小管，增加心输出量。体内锌和镉含量有一定的比值，若比值升高，则镉对机体毒性作用增强而导致高血压。

元素六：铅

研究发现，高血压患者铅浓度显著增高，铅可通过损害肾组织和功能，增加血中儿茶酚胺水平，使动脉收缩增强，使血管壁对儿茶酚胺的反应性增强，导致高血压。

高血压患者对微量元素的摄取一定要多加注意，不要过量也不要太少，最好能保持一定的平衡，这对高血压的治疗是非常有好处的。

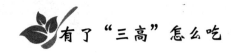

◎ 高血压患者的饮食注意事项

　　高血压患者在饮食方面需注意些什么呢?对于高血压患者的饮食,我们应该多了解一些注意事项,以免导致患者血压不稳定,同时了解高血压患者的饮食,还能帮助患者积极有效地延缓并发症。

　　以下是高血压患者饮食一定要注意的几个方面。

控制能量

　　高血压患者在日常的饮食生活中一定要特别注意适度控制能量的摄取。在日常的生活中,高血压患者应该食用一些复合糖类食物,比如像淀粉、玉米等食物,但对于用葡萄糖、果糖及蔗糖等食物则要少摄取。因为这类食物属于单糖,患者如果经常食用,就很可能会导致血脂升高,同时还会导致血压出现不稳定的情况。

适量摄取蛋白质

　　高血压患者每天对蛋白质的摄取量应该控制在每千克体重1克左右,并且还应该坚持每周食用2～3次鱼类蛋白质,适量摄取蛋白质可改善血管弹性和通透性,从而增加尿钠排出,并且还能够有效地降低血压。但是在摄取蛋白质的时候要特别的注意,如果高血压合并肾功能不全,就要大幅减少蛋白质的摄取量。

多食用含钙食物

　　高血压人群要想更好地控制血压,在日常的饮食中应该尽量多摄取一些含钙的食物,这些含钙食物通常钠的含量都非常低。生活中有很多低钠的食物,比如土豆、茄子、海带、莴笋等,而含钙高的食物有牛奶、酸牛奶、虾皮等,患者在平时都可以适当多吃这些食物。

高血压患者在日常的生活中还要特别注意，对于肉汤要少喝，因为肉汤中含氮浸出物增加，能够促进体内尿酸增加，从而加重心、肝、肾脏的负担。因此在高血压患者的饮食中，肉汤类虽然有营养，却并不适合患者食用。

限制脂肪

在高血压患者的饮食注意事项中，脂肪类食物也是需要严格限制的。高血压患者在日常的饮食中应该尽量少吃一些含有脂肪的食物，特别是在烹调的时候应该避免使用动物油，而用植物油来代替。并且在平时摄取肉类食物时，也最好是多吃些白色的禽肉以及鱼肉，比如像海鱼。

在海鱼中含有不饱和脂肪酸，这种脂肪能使胆固醇氧化，从而降低血浆胆固醇，除此之外，不饱和脂肪酸还能够延缓血小板的凝聚，抑制血栓形成，防止卒中。海鱼中还含有较多的亚油酸，它具有增加微血管的弹性、防止血管破裂的作用，并且对防止高血压并发症有一定的作用。

限制盐的摄入

高盐饮食是导致高血压的主要原因之一，因此在高血压患者的饮食中，食盐的含量应该减少，每天对食盐的摄取量最好是在控制在6克左右。这个量指的食盐量包括烹调用盐及其他饮食中所含钠折合成食盐的总量，高血压患者适当控制盐的摄取有助于降低血压，同时还能控制体内钠水潴留。

对于高血压患者的饮食，除了以上这些要注意的以外，患者在平时应该多吃一些新鲜的水果以及蔬菜，以便于补充钾的含量。

饮食上必须秉持"五味不过"原则。

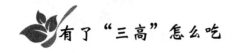

食物不过咸：限盐

健康成年人每天盐的摄入量不宜超过6克，其中包括通过酱油、咸菜、味精等调味品摄入盐的量。

食物不过甜：限糖

含糖高的食品主要是米、面、糕点等。建议主食要粗细搭配，如玉米、小米、豆类、荞麦、薯类等。最好不吃或少吃油饼、油条、炸糕、奶油蛋糕、巧克力、奶类雪糕等。

食物不过腻：限制脂肪过高的食品

生活中要限制家畜肉类(尤其是肥肉)、动物油脂(如猪油)、奶油糕点、棕榈油等高脂肪和蛋类制品、蛋黄、动物内脏、鱼子、鸡皮、鸭皮等高胆固醇食物的摄入。每天食用不超过250克新鲜牛奶或酸奶。每天肉类控制在75克以内，主要是瘦肉，如猪、牛、羊、鸡、鸭等肉食。

食物不过辛：限制饮酒

酒也属于"辛"类食物，对于嗜酒如命的患者，专家建议男性每天饮酒精不超过30克，葡萄酒小于100～150毫升（100～150克）；或啤酒小于250～500毫升（250～500克）。女性则减半量，孕妇不能饮酒，也不提倡饮用高度烈性酒。

食物不过苦：过食可致食欲缺乏

苦味食物主要是苦麦菜、芹菜、芥菜、苦瓜、咖啡等。苦能清热，比如广州地区气候炎热，适当吃些有苦味的蔬菜是有好处的，可以清肝火、心火。不过，苦味毕竟性寒凉，过食则损伤脾胃，导致食欲缺乏或腹痛腹泻等，影响食物的消化吸收。

因为高血压只能控制，不能治愈，所以日常的饮食调养就显得尤为重要，以上这些是患者和家人一定要注意的。

◎ 非饮食因素对高血压的影响

高血压是个慢性病，也是一种生活方式病，是不健康的生活方式对身体的影响从量变到质变的过程，长期不良的生活方式是引起高血压的罪魁祸首。要想远离高血压，就要养成健康良好的生活方式。非饮食因素对高血压的影响也是显而易见的，改变生活方式要做到以下几点。

戒烟，适量饮酒

研究表明，吸烟者的血清胆固醇及低密度脂蛋白升高，高密度脂蛋白降低，血小板的黏附性增高，聚集性增强，凝血时间缩短，这些都可促进动脉粥样硬化的发生。烟碱可兴奋交感神经等，使之释放出儿茶酚胺，导致心血管的功能和代谢发生紊乱，表现为吸烟后血浆中的肾上腺素等明显升高，周围血管及冠状动脉痉挛，血压升高，心率加快。因此，戒烟是预防高血压的必要措施。尽管有研究表明少量饮酒会减少冠心病的发病危险，但是饮酒却与血压水平以及高血压的患病率呈正相关关系。因此提倡高血压患者戒烟限酒，正常人群也应限量饮酒，避免长期过量饮酒。

多参加体育运动

适当的体育运动可放松精神，减轻大脑的紧张情绪，可使钾由肌

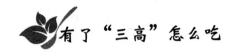

细胞释放出来。比如散步可使血浆中的钾上升0.3~0.4毫摩尔/升，中等运动导致钾浓度上升0.7~1.2毫摩尔/升，极度运动导致钾浓度上升2.0毫摩尔/升。运动使局部钾的浓度升高，其特殊的生理意义在于，它有扩张血管增加血流、提供能量的作用。

另外，运动可降低血小板聚集和血黏度，控制体重，降低血脂，预防动脉粥样硬化，稳定血压，降低血糖。要依据个人情况决定运动方式和运动量，以达到无病防病、有病延缓恶化、延长寿命、提高生活质量的作用。

运动项目可选择爬楼梯、步行、慢跑、原地跑、骑自行车、气功、太极拳、跳舞等。以达到稍出汗、呼吸次数增多、脉搏次数小于110次/分钟为宜。若出现运动后疲劳不易恢复、呼吸困难、步态不稳，则为运动过量，应减少运动量。运动后切忌洗热水浴，应休息15分钟后再行温水浴，运动衣着要合适、保暖。感冒、发热时，应暂停锻炼，避免竞争性运动。

避免过度紧张，保持心情舒畅

当今社会，竞争日趋激烈，这使得人们生活在高度紧张的环境下。焦虑或精神紧张是人类共有的情绪反应，无论男女老少，面对困难、压力或不明朗的情况时，都可能觉得焦虑、紧张或不安，这是正常的，也是有益的，因为这种反应可以提高警觉性、危机感，从而能更快速、更有效地应对挑战。但紧张过度或者长时间的紧张、焦虑，易造成大脑皮质功能失调，影响交感神经和肾上腺素，促使心脏收缩加速，导致血压升高。所以，我们必须时刻保持平衡的心态，给人以健康的形象，同时也有益身心健康。

由此可见，适当运动、戒烟限酒、心情开朗等非饮食因素也是预防和治疗高血压病有效的辅助手段。

◎ 高血压患者一周食谱安排

高血压患者到底怎么吃，吃什么，上面已经大致讲清楚，这一节我列举一下大多数患者反馈给我们营养教育中心认为效果较好的食谱，大家可以照着吃。

周一

早餐：蔬果汁（胡萝卜50克、苹果50克、葡萄30克、草莓30克、香蕉30克、酸奶100克、牛奶50克），三明治（面包50克、奶酪5克、鸡肉丝30克、生菜50克）。

午餐：粳米100克，鸡蛋炒蒜薹（鸡蛋50克、蒜薹100克），海鲜汤（鲜海带30克、豆腐30克、木耳50克、菜心100克）。

晚餐：沙拉牛肉面（拉面75克、牛肉50克、土豆50克、洋葱50克、西红柿150克、沙拉酱20克），凉拌苦瓜100克。

周二

早餐：葡萄100克，黑米粥（黑米20克、红米20克、黑豆10克、红豆10克、莲子10克、薏米10克、百合5克、核桃仁5克、芝麻5克），蒜茸西兰花（西兰花100克、蒜5克），酱牛肉50克。

午餐：春饼（面100克、清炒豆芽100克），洋葱炒鸡蛋（洋葱50克、鸡蛋50克），冬瓜豆腐汤（冬瓜100克、豆腐50克、木耳50克、西

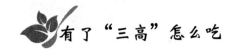

红柿100克、香菜5克)。

晚餐: 水饺 (面100克、瘦肉50克、芥菜100克、葱20克、姜5克), 青椒蘸酱 (生青椒100克、沙拉酱30克)。

周三

早餐: 梨100克, 牛奶燕麦粥 (牛奶200克、燕麦25克、鸡蛋50克), 三明治 (黑麦面包50克、牛肉饼50克、生菜50克), 芹菜腐干 (芹菜100克、腐干50克)。

午餐: 拌汤 (西红柿100克、土豆50克、胡萝卜50克、玉米粒20克、面碎50克), 凉拌海带 (海带丝80克、枸杞5克), 烧饼50克。

晚餐: 大米100克, 洋葱炒肉 (洋葱100克、瘦肉50克), 水煮鱼 (白菜100克、西红柿100克、豆腐50克、龙利鱼50克、姜3克)。

周四

早餐: 柚子100克, 豆浆350克, 鸡蛋菜煎饼 (鸡蛋50克、荞面30克、豆面30克、葫芦80克、葱20克), 凉拌笋丝 (笋100克、花生米50克)。

午餐: 二米饭 (糙米50克、大米50克), 清蒸鱼 (鲤鱼80克、葱5克、蒜5克、姜5克), 清炒莜麦菜150克, 丝瓜玉米汤 (丝瓜100克、玉米粒30克、紫菜5克)。

晚餐: 豆角焖面 (面100克、豆角150克、土豆50克、西红柿50克、蒜5克), 拍黄瓜100克, 绿豆汤 (绿豆20克)。

周五

早餐: 猕猴桃80克, 花卷50克, 烤羊排100克, 清炒高丽菜 (包心菜

100克），小米粥（小米15克、长山药30克、胡萝卜30克）。

午餐：南瓜大米饭（南瓜50克、大米50克），香菇油菜（香菇50克、油菜100克），清炒橄榄菜（橄榄100克），鸡蛋汤（鸡蛋50克、西红柿50克、木耳30克、黄瓜30克）。

晚餐：馄饨（海米50克、葱30克、姜5克、馄饨皮25克），二面馍50克（玉米25克、白面25克）。

周六

早餐：草莓80克，蒜茸面包（面包50克、奶酪10克、蒜茸3克），凉拌菜花（菜花100克、芝麻酱20克），水煮鸡蛋50克。

午餐：红薯大米饭（大米80克、红薯50克），青椒炒木耳（青椒50克、洋葱50克、木耳30克），牛肉丸子汤（牛肉50克、西红柿50克、豆腐30克、青菜50克）。

晚餐：葱花饼（面100克、葱花20克），清蒸茄子150克，虾皮萝卜汤（白萝卜100克、虾皮10克）。

周日

早餐：橙子100克，素包子（面50克、芥菜100克、鸡蛋50克），玉米粥（玉米50克、枸杞15克）。

午餐：打卤面（面100克、瘦肉50克、西红柿100克、腐竹20克、土豆100克、水发木耳50克），荸荠100克，醋熘白菜（包心白菜100克、醋10克、油3克）。

晚餐：二面馍（白面50克、玉米面50克），冬瓜排骨汤（冬瓜150克、排骨100克、香菇20克），清炒菠菜150克，凉拌苦瓜100克。

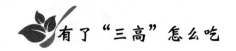

◎ 这些东西高血压患者最好别沾

高血压患者的饮食非常有讲究，除了要知道高血压吃什么好，还要分清高血压饮食禁忌，下面就给大家说说日常生活中的高血压禁忌有哪些吧。有些内容大家会觉得有些重复或者是老生常谈，但却是必须注意的问题。

酒

饮酒可使心率增快、血管收缩、血压升高，还可促使钙盐、胆固醇等沉积于血管壁，加速动脉硬化。大量、长期饮酒，更易诱发动脉硬化，加重高血压，因此高血压患者应戒酒。

狗肉

狗肉温肾助阳，能加重阴虚阳亢型高血压的病情。其他类型的高血压，或为肾阳虚、虚阳上扰、痰火内积、瘀血阻络等，食用狗肉或躁动浮阳，加重痰火，或助火燥血，均于病情不利，所以不宜食用。

动物蛋白质

高血压病患者应限制或禁用动物蛋白（如动物肝脏、蛋类）的摄入，因蛋白质代谢产生的有害物质可引起血压波动。平常饮食可选用优质蛋白，如鱼肉、牛奶等。某些蛋白（如氨基乙黄酸、酪氨酸等）有降压作用。

多盐食物

食盐的主要成分是氯化钠，钠潴留可引起细胞外液增加、心排出量增多、血压上升，因此，高血压患者应限制盐的摄入量。

浓茶

高血压病患者忌饮浓茶，尤其是忌饮浓烈红茶。因为红茶中所含的茶碱最高，可以引起大脑兴奋、不安、失眠、心悸等不适，从而使血压上升，而饮清淡绿的茶则有利于高血压病的治疗。

辛辣和精细食物

辛辣和精细食物可使大便干燥难排，易导致大便秘结，在患者排便时，会使腹压升高，血压骤升，诱发脑出血，所以高血压患者禁用辛辣和精细食物。

高热能食物

高热能食物(葡萄糖、蔗糖、巧克力等)可诱发肥胖，肥胖者高血压发病率比正常体重者高。高血压患者多合并有超重或肥胖。所以，高血压患者应限制高热能食物。

肉类

肉类食品含脂肪高，虽然含高蛋白，但饱和脂肪酸的含量很高，容易造成血液中血脂过高，诱发冠心病。

易胀气食品和重口味饼干

像番薯、干豆类容易导致胀气的食品，高血压患者还是少吃为妙，另外，味道浓重的饼干，由于糖、盐含量过高，因此还是少吃。

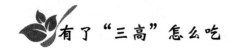

鸡汤

鸡汤的营养价值很高，但多喝鸡汤又会使胆固醇和血压增高。因此，不能盲目地将鸡汤作为患者的营养品，特别是患有高血压的人，不宜喝鸡汤。否则，只会进一步加重病情，对身体有害无益。

上面的10种食物，对于我们一般人来说，其实是很平常的食物，但是对于高血压患者来说，这些食物最好不要吃，因为这些食物会让血压升高。

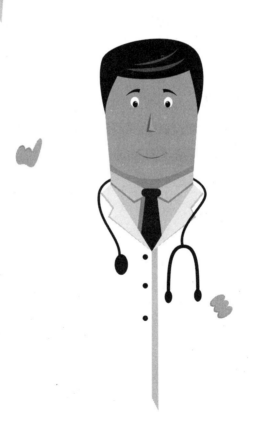

第四章

高脂血症患者如何进行营养调理

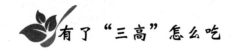

◎ 高脂血症有哪些典型症状

高脂血症的症状表现一般不明显。绝大多数的高脂血症患者自己没有感觉，在检查身体或者做其他疾病检查时，才发现患有高脂血症。但平时如果仔细观察，就可以发现一些蛛丝马迹，如舌质暗，见瘀斑，四肢或手指发麻等，显示出与全血黏度、血浆比黏度、红细胞聚集指数、还原黏度改变等状况有关。有的人脸上会有黄色瘤（脂肪瘤在眼睛眼皮上面出现了两块黄色的斑）。这些症状都是高脂血症的症状，高脂血症的症状可以分为以下5种情况：

高脂血症的情况一

轻度高脂血症通常没有任何不舒服的感觉，但没有症状不等于血脂不高，定期检查血脂至关重要。

高脂血症的情况二

一般高脂血症的症状多表现为：头晕、神疲乏力、失眠健忘、肢体麻木、胸闷、心悸等，还会与其他疾病的临床症状相混淆。有的患者血脂高但无上述症状，常常是在体检化验血液时发现高脂血症。另外，高脂血症常常伴随着体重超重与肥胖。

高脂血症的情况三

高脂血症较重时，会出现头晕目眩、头痛、胸闷、气短、心慌、胸痛、乏力、口角歪斜、不能说话、肢体麻木等症状，最终会导致冠心病、脑卒中等严重疾病，并出现相应症状。

高脂血症的情况四

长期血脂高，脂质在血管内皮沉积所引起的动脉粥样硬化，会引起冠心病和周围动脉疾病等，表现为心绞痛、心肌梗死、脑卒中和间歇性跛行（肢体活动后疼痛）。

高脂血症的情况五

少数高脂血症患者还可出现角膜弓和脂血症眼底改变。角膜弓又称老年环，若发生在40岁以下，则多伴有高脂血症，以家族性高胆固醇血症为多见，但特异性不强。脂血症眼底改变是由于富含甘油三酯的大颗粒脂蛋白沉积在眼底小动脉上引起光折射所致，常常是严重的高甘油三酯血症并伴有乳糜微粒血症的特征表现。

由于这些高脂血症的症状难以发现，因此，建议正常人应该每两年检查一次血脂。40岁以上的人至少应每年检查一次血脂。有家族史、体型肥胖、长期吃糖过多、长期吸烟、酗酒、长期坐着、生活无规律、情绪易激动、精神常处于紧张状态者、已经患有心血管疾病（冠心病、高血压、脑血栓）、已患有高脂血症的患者、有高脂血症早期征兆如黄色瘤者，应该在医生的指导下定期检查血脂。

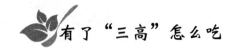

◎ 哪些人群容易患上高脂血症

高脂血症是指血脂水平过高，可直接引起一些严重危害人体健康的疾病，如动脉粥样硬化、冠心病、胰腺炎等。高脂血症分为原发性和继发性两类。原发性与先天性和遗传有关，是由于单基因缺陷或多基因缺陷，使参与脂蛋白转运和代谢的受体、酶或载脂蛋白异常所致，或由于环境因素（饮食、营养、药物）和通过未知的机制而致。继发性多发生于代谢性紊乱疾病（如糖尿病、高血压、黏液性水肿、甲状腺功能低下、肥胖、肝肾疾病、肾上腺皮质功能亢进等），或与其他因素年龄、性别、季节、饮酒、吸烟、饮食、体力活动、精神紧张、情绪活动等有关。

哪些人群易患上高脂血症呢？研究发现高脂血症"偏爱"四类人群，看看你是否中枪了。

工作压力大、精神紧张人群

他们无暇顾及饮食起居和健康，由于体内受寒，因此身体免疫力和抵抗力会降低，而此时血黏度加重、血管收缩加大，就会引起高脂血症。

熬夜、烟酒过度、生活无规律者

平常烟酒过度、不爱运动的人易使自身脂质代谢紊乱，导致脂肪堆积，容易出现脂肪肝和高脂血症。

体型肥胖、长期高糖饮食者

频繁应酬，过多地摄入饱和脂肪会导致血液中甘油三酯、胆固醇含量过高，出现高血压、高血糖、高血黏、动脉粥样硬化。

患有高血压、糖尿病等其他疾病的人群

有高血压等其他冠心病危险因素者，患甲状腺机能低下、糖尿病等疾病的，若没有严格地控制，高脂血症则将伴随一生。

如果你不幸"中枪"，就要特别注意预防高脂血症的发生了，否则，高脂血症很可能随时造访你。

◎ 教你自我判断是否患上了高脂血症

高脂血症是导致冠心病、高血压及卒中的危险因素，那么，怎样才能知道我们是否出现高脂血症并采取及时合理的治疗呢？可以从下面5个方面加以判断。

（1）常出现头昏脑涨或与人讲话间隙容易睡着。早晨起床后感觉头脑不清醒，早餐后可改善，午后极易犯困，但夜晚很清醒。

（2）睑黄疣是中老年妇女血脂增高的信号，主要表现为眼睑上出现淡黄色的小皮疹，刚开始时为米粒大小，略高出皮肤，严重时布满整个眼睑。

（3）腿肚经常抽筋，并常感到刺痛，这是胆固醇积聚在腿部肌肉中的表现。

（4）短时间内面部、手部出现较多黑斑（斑块比老年斑略大，

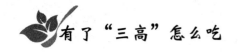

颜色较深）。记忆力及反应力明显减退。

（5）看东西一阵阵模糊，这是血液变得黏稠、流速减慢、使视神经或视网膜暂时性缺血缺氧所导致的。

了解这些内容，有利于提前预防高脂血症的发生，减少其带来的烦恼和压力。

◎ 传统医学认为高脂血症的病因是这些

近年来，我国高血压病、高脂血症、冠心病、糖尿病、肥胖症等"富裕性疾病"的发病率明显上升，已经引起全社会的关注。这类疾病是威胁中老年人健康的第一大杀手，高脂血症、糖尿病、肥胖症等相关性十分密切的病症，其相加总发病率为10%。传统医学认为，脂肪虽为人体的营养物质，但过多则形成高脂血症。凡导致人体摄入脂肪过多，以及脂肪转输、利用、排泄失常的因素均可使血脂升高，这些病因归纳为以下几点。

饮食失当

饮食不节，摄食过度，或恣食肥腻甘甜厚味，过多脂肪随饮食进入人体，输送、转化不及，滞留血中，因而血脂升高。长期饮食失当，或酗酒过度，损及脾、胃，健运失司，致使饮食不归正化，不能化精微以营养全身，反而变生脂浊，混入血中，引起血脂升高。前者为实证，后者为虚中夹实证，这是二者不同之处。

喜静少动

或生性喜静，贪睡少动；或因职业所限，终日伏案，多坐少走，人体气机失于舒畅，气郁则津液输送不利，脂肪转化利用不及，以致生多用少，沉积体内，浸淫血中，故血脂升高。

情志刺激

思虑伤脾，脾失健运，或郁怒伤肝，肝失条达，气机不畅，脂肪运化输送失常，血脂升高。

年老体衰

人老则五脏六腑皆衰，以肾为主。肾主五液，肾虚则津液失其主宰；脾主运化，脾虚则饮食不归正化；肝主疏泄，肝弱则津液输送不利，三者皆使脂肪代谢失常，引起血脂升高。房劳过度，辛劳忧愁，都可使人未老而先衰。

体质禀赋

父母肥胖，自幼多脂，成年以后，形体更加丰腴，而阳气常多不足，津液脂肪输化迟缓，血中脂肪过多。或素体阴虚阳亢，脂化为膏，溶入血中，血脂升高。

消渴、水肿、胁痛、黄疸、症积等证不愈

消渴证基本病机属阴虚燥热，由于虚火内扰，胃热杀谷，患者常多饮多食，但饮食精微不能变脂而贮藏，人体之脂反尽溶为膏，混入血中，导致血脂升高。水肿日久，损及脾肾，肾虚不能主液，脾虚失于健运，以致脂肪代谢失常。胁痛、黄疸、症积三者皆属肝、胆之

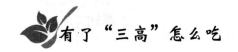

病，肝病气机失于疏泄，影响脂肪的输送转化，胆病不能净浊化脂，引起血脂升高。

通过传统医学的解释，希望大家对高脂血症的原因有进一步的了解，同时在治疗的过程中，注意饮食调理，避免引起病情进一步严重。

◎ 限制总热量的摄入能预防高脂血症

随着人们生活水平的逐步提高，精神压力加大，据现代医学疾病监控的数据显示，全世界每天因肾衰竭引发的心脑血管疾病死亡人数近3 600人之多，我国每年因此病引起的高血压、心梗、脑梗、卒中、偏瘫、致残、致死人数以每年12%的速度上升。

现在高脂血症患者越来越多，想要更好地控制好血脂首先需要将摄入的总热量控制住。相对来说，油脂与糖类要少吃，但是并非其他食物就可以尽情吃。因为无论吃什么，热量够了都会转换成脂肪。并不是高脂血症患者不吃油或不吃糖就一定可以控制住。不吃油、不吃糖就可以控制住高脂血症是很多患者存在的一个误区。

流行病学研究表明血脂水平随年龄增长而变化。就胆固醇来说，男性在20岁后逐渐上升，64岁达高峰；女性25岁后缓慢增加，60～70岁达峰值，这是由于人体内低密度脂蛋白活性会随着年龄增长和肝脏及周围组织胆固醇储量的增加而下调，此后低密度脂蛋白胆固醇水平逐渐开始下降，因而，老年人一定要注意预防。

有高脂血症的中老年人应严格控制热量的摄入，每人每天的热量摄入要控制在121.4千焦/千克体重（29千卡/千克体重）之内，折合主食，每天不宜超过300克，我为中老年人推荐的食品有：馒头、米饭、面包、豆腐、豆浆、牛奶、瘦肉、鱼类以及各种蔬菜、水果。

◎ 这些高脂肪食物要远离

高脂肪食物不仅会导致肥胖，而且会诱发心脑血管疾病，那么生活中脂肪含量高的食物有哪些呢？

油炸食品

油炸食品中所含有的脂肪含量非常高，而且其中所含有的脂肪多半是饱和脂肪，这种脂肪对人体的危害非常大。除了含有大量不健康的脂肪之外，在油炸食品中还含有大量的热量以及氧化物质，是导致高脂血症和冠心病的最危险食品。而且食品在油炸的过程中还会产生大量的致癌物质，经常食用，有致癌的危险。

罐头类食品

你可能不知道罐头类食品同样是高脂肪食物，不管是水果类罐头还是肉类罐头，不但营养素遭到严重破坏，同时罐头制品中的蛋白质常常出现变性。经常食用罐头类食品不但会影响人体的正常消化功能，同时还会导致营养不良。

腌制食品

腌制食品同样是高脂肪食物，食物在腌制的过程中多半需要大量

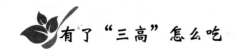

放入盐，这就导致了腌制食品中含盐量超标，而且食品在腌制过程中可产生大量的致癌物质亚硝胺，如果经常食用，就很有可能会诱发鼻咽癌等恶性肿瘤。

加工的肉类食品

很多加工过后的肉类食品中都含有大量的亚硝酸盐，比如火腿肠，如果经常食用，就会存在很大的致癌风险。而且肉类食品在加工的过程中还会大量添加防腐剂、增色剂和保色剂等，这些人工添加剂都会造成肝脏负担的加重。

肥肉和动物内脏类食物

生活中高脂肪食物有很多，比如肥肉以及动物内脏等，虽然说这些食物中含有丰富的优质蛋白质、维生素和矿物质，但其中所含有的大量饱和脂肪以及胆固醇同样会严重危害到人体的健康。饱和脂肪以及胆固醇已经被确定为导致心脏病最重要的两类膳食因素，如果长期食用这两种食物，就会大幅度增加患心血管疾病和恶性肿瘤的风险。

奶油制品

奶油的脂肪含量非常丰富，如果在平时经常食用，就会导致体重增加，严重的话还有可能会使血糖和血脂升高。特别是在饭前吃奶油蛋糕等食物不仅会降低食欲，而且蛋糕中的高脂肪和高糖还会影响胃肠排空，甚至导致胃食管反流。

以上这些高脂肪食物都是非常不利于人体健康的，因此我们在日常的饮食中应该尽量地远离这些食物，以此来保证身体的健康。

◎ 高胆固醇的食物限制吃

高脂血症患者在日常生活中应该多注意限制吃一些含胆固醇高的食物，以免导致高血脂症更加严重。生活中含胆固醇高的食物有很多，不管是不是高脂血患者，对这类食物都应该少吃。这一节，我把高胆固醇的食物归纳给大家。

动物脑子

可以说在所有的食物中，动物脑子中所含有的胆固醇最高，比如每100克猪脑中胆固醇的含量是3 100毫克，而牛脑中胆固醇的含量则为2 670毫克，羊脑中胆固醇的含量相较于较少，但也高达2 099毫克。这类食物中胆固醇的含量都非常丰富，因此患有高脂血症以及高血糖的人在日常生活中都应该尽量少吃这类食物。同时随着饮食文化的逐渐开放，很多人都喜欢尝鲜，甚至有人还喜欢上了生吃猴脑的饮食习惯，这是非常不健康的饮食习惯。猴脑中不仅含有大量的胆固醇，同时生吃猴脑还会导致各种细菌进入人体，影响人体的健康。

禽蛋黄

在各种蛋类食物中，胆固醇的含量同样非常丰富，比如像我们最常见的咸鸭蛋黄，其中胆固醇的含量为2 110毫克，而在我们平时经常食用的鸡蛋中，其中小小的蛋黄中所含有的胆固醇含量高达1 705毫克，还有就是鹌鹑蛋，你别看鹌鹑蛋个头小，但其中所含有的胆固醇高达1 674毫克，不管是什么蛋，所含有的胆固醇都非常丰富。因此，蛋等蛋类食物营养虽然非常丰富，但只适合适量食用，否则，不但起不到滋养的功效，还会导致人体因胆固醇过量摄入而出现高脂血症、高血压等病症，严重的话，还有可能会导致血栓的形成，从而堵塞血管。

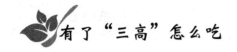

动物的内脏

各种家禽以及动物的内脏中，胆固醇的含量则更为丰富。很多人都喜欢吃动物内脏，比如像鹅肝、猪肝、猪肾、蟹黄、鱼子、猪肺、鸡肝等，在这些动物的内脏中虽然含有其他的营养物质，但其中胆固醇的含量非常丰富，经常食用对健康非常不利。因此，要想通过这些食物来补充某些营养物质的话，一定要注意合理摄取，不要过量食用。特别是蟹黄、猪肝等食物中胆固醇的含量更为丰富，多吃对人体健康非常不利。

◎ 胆固醇摄入的误区，你知道吗

据《2012年世界卫生统计报告》显示，我国冠心病死亡率大幅增加，其中77%与胆固醇异常有关。胆固醇，如今已让人们"谈醇色变"。而《印度时报》载文称，不少人对胆固醇还存在以下几大误区。

误区一：胆固醇是"万病之源"

不少人认为一点都不要摄入胆固醇最好。实际上，胆固醇本身就是一种营养物质，人体每个细胞的合成都需要胆固醇，性激素等多种激素和胆汁的合成也需要胆固醇，神经系统也富含胆固醇。为了供应需求，胆固醇除来自食物外，还可以由人体组织合成。人体每天可合成胆固醇1～1.2克，而肝脏占合成量的80%。只是在人体胆固醇代谢出现障碍时，才会发生胆固醇沉积于血管壁上的情况，从而引发心血管疾病。

误区二：光靠调整生活方式就能控制

饮食和生活方式确实跟胆固醇的高低有一定关系，偶尔出现高胆固醇的人可以通过健康饮食和经常运动来减轻或控制体重，控制好胆固醇水平。对于家族性遗传和病情较严重的高胆固醇患者来说，单纯通过健康的饮食和生活方式并不能达到理想的效果，而需要通过药物控制。

误区三：只要吃降脂药，就不用忌口

服降脂药的同时，患者必须注意均衡饮食，包括多吃水果、蔬菜、谷物、瘦肉、鱼类、豆类以及低脂和脱脂食物等，才能达到理想的效果。

误区四：胆固醇高就不能吃蛋黄

在高胆固醇食品中，蛋黄是个例外。蛋黄中含有的卵磷脂是"好胆固醇"的重要成分，有助于调节血脂。因此，胆固醇高的人不必远离蛋黄，一周吃3个鸡蛋（包括蛋黄）并不会对身体造成危害。

误区五：瘦人无须检查胆固醇

胆固醇偏高并非肥胖或体重超标人群的"专利"。引起胆固醇升高的主要因素除了遗传因素之外，还包括膳食因素（爱吃肉、动物内脏和油腻、油炸食物）、不良生活习惯和熬夜、久坐等。不管胖瘦，都要定期体检。

误区六：年轻人不会有胆固醇问题

高脂血症已年轻化，这除了遗传因素外，年轻人不健康的工作方式(工作压力过大、长期静坐等)、生活方式（少动、长期熬夜、

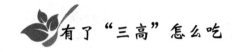

过量食用高脂肪食物、吸烟等）都会引发胆固醇问题，加重高脂血症的发展。

要做到既营养合理又可以有效控制胆固醇的摄入，就要对这几个误区特别加以注意。

◎ 告诉你食用油摄入不超标的技巧

调查数据显示，我国居民食用油日平均摄入量竟高达44克，超标约76%，大大超出中国营养学会推荐每人每日25克的食用油摄取标准。食用油摄取过量的问题已经引起广泛关注，怎样才能减少食用油的摄入呢？需要各位注意以下这些食物少吃或者不吃。

不吃猪油炒菜，不吃红烧肉

1克脂肪产生热量9千卡，肥肉和荤油都是高脂肪食物，当然也产生高能量，因此对于想瘦身的人来说就不要吃了。

做饭时少放油

一个人一天20克油就可以，也就是一般大小的瓷勺约2勺。有些人说没有油的菜怎么做？可以用水煮、白灼、炖、蒸方式，等食物熟了滴入几滴橄榄油或者山茶油即可。

选择瘦肉

与肥肉相比，瘦肉有低脂肪、高蛋白的优点，因此想减肥和瘦身的人可以选择瘦肉。

吃禽类肉去皮

吃白斩鸡、炖鸡肉或鸭肉都可以去掉皮，或者除去浮在上面的一层油。

不吃油炸、烧烤类的食物

肉类本身脂肪含量就高，再加上油炸就成了油上加油的高热量食物。而且烧烤类食物很多刷的都是地沟油，非常不卫生。

不吃方便面

一包方便面的能量加上调料包约相当于5碗米饭，因为面饼要经过油炸，你吃到嘴里才感觉香。更重要的是调料包里的盐分很高，相当于一个人一天的盐分摄取量。当然可以选择非油炸方便面以解嘴馋。

少吃坚果

坚果按理说富含维生素E等健脑的营养保健成分，但是不能多吃，一天也就一勺果仁的量就够了，吃多了容易肥胖。

不吃黄油或奶油

过生日往往吃蛋糕，蛋糕上那些白白的、滑滑的东西还是少吃，饱和脂肪酸或者反式脂肪酸比较多。

少吃或者不吃以上几种食物，基本上就可以保证食用油摄入不超标，为了健康，不要把这些不起眼的事儿忘得一干二净啊！

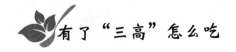
◎ 适合高脂血症患者的蔬菜有哪些

众所周知，蔬菜富含无机盐，如钙、磷、钾、镁，和微量元素，如铁、铜、碘、铝、锌、氟等，营养物质，是治疗百病的良药，因此，治疗高脂血症也一定要多吃蔬菜，但是吃哪些蔬菜对降低高脂血症较好呢？下面就一起来了解一下吧。

黄豆芽

黄豆本身就是高脂血症和动脉硬化患者的有益食物。黄豆生成豆芽后，糖类中的产气因子被破坏，食用后不会产生腹胀等不适感觉，这对冠心病患者更为有利；在发芽后，有碍于消化吸收的植物凝血素消失，不利于维生素A吸收的抑制氧化酶被去除，妨碍人体对微量元素吸收的植酸被降解，这一切对高脂血患者有效利用黄豆营养和改善症状更为有利。

洋葱

近年来发现洋葱可预防高脂血症和冠心病，此外，它还含有能刺激血溶纤维蛋白活性的成分。洋葱是目前我们所知道的唯一含前列腺素的植物。洋葱的成分特点使它具有扩张血管、降低外围血管和心脏冠状动脉的阻力的作用，可以对抗体内儿茶酚胺等升压物质以促进钠盐排泄。据实验，一般冠心病患者，每日食用50～75克洋葱，其作用比目前临床常用的降血脂药物——氯贝丁酯还要强。

茄子

茄子含维生素B族、维生素C、胡萝卜素等，紫色茄子还含维生素P。常食茄子可防止血液中胆固醇水平增高，还具有预防黄疸、肝大、痛风、动脉硬化等病症的作用。茄子纤维中含有皂草甙，具有降低血液胆固醇的功效，它与维生素P同用，对于提高微血管弹性、防止小血管出血更有明显效果，有利于心血管疾病的防治。

大蒜

有关实验表明，吃奶油同时加些大蒜汁，血清胆固醇便不会上升。美国的实验报告指出，高胆固醇血脂患者，每天食用3克大蒜，可使血液胆固醇含量明显下降。英国医学专家发现大蒜有溶解体内瘀血的作用，因此可用于治疗冠状动脉血栓等症。

芦笋

芦笋在国外有"长寿草"之誉。据研究，芦笋对高脂血症、高血压、动脉硬化以及癌症具有良好的预防效果。测定表明，每百克鲜芦笋含胡萝卜素200毫克、维生素C21毫克，此外尚有多种维生素B族。

胡萝卜

众所周知，胡萝卜富含维生素A，每百克中含胡萝卜素362毫克（换算成维生素A相当于2015国际单位），是一种防癌蔬菜。它还含5种人体必需氨基酸，十几种酶以及钙、磷、铁、氟、锰、钴等矿物元素和纤维素，这些成分显然对防止冠心病大有好处。胡萝卜中还含有槲皮素、山奈酚等，临床医学已证明它能增加冠状动脉血流量、降低血脂、促进肾上腺素的合成，因此胡萝卜又具有降血压、强心等功效。

韭菜

韭菜含有挥发性精油及含硫化合物的混合物以及丰富的纤维素。现代医学已经证明这些物质对高脂血症及冠心病患者十分有益。

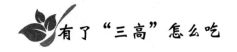

　　总之，高脂血症患者应多选用绿色或黄色蔬菜，因为这类蔬菜中含有较多维生素C，有利于降低血胆固醇和保护动脉壁，此外，高脂血症患者应多吃洋葱、大蒜、苜蓿等具有降脂和对血管有特别保护作用的蔬菜。

◎ 吃蔬菜的误区，你遇见了吗

　　尽管人们比过去更加认识到蔬菜的重要性，但要让其真正融入我们的日常生活，并不是那么简单的事情。在吃蔬菜这个问题上，人们还存在不少误区，我大致归纳了以下几点，看你中招没有。

肉有营养，蔬菜没营养

　　经常听到家长对孩子说，"多吃点肉，有营养，能长身体。"这在无形中将肉蛋奶和"营养"画上等号，将蔬菜归为"没营养"的食物。实际上，蔬菜中含有丰富的维生素、无机盐、膳食纤维等，对人体健康益处很多。如果每餐饮食中总是肉类多过蔬菜，不仅会使体内维生素得不到及时有效的补充，影响生长发育，还可能引起其他疾病。比如，蔬菜中的纤维素摄取量不足，容易引发便秘，甚至诱发直肠癌和结肠癌；与每天不吃蔬菜的人相比，吃5份或更多蔬菜的人患中风和心脏病发作的危险可降低12%；美国一项有关蔬菜与衰老的研究显示，多吃蔬菜还能保持大脑年轻。

家里总吃那几样蔬菜

　　蔬菜的种类比人们想象得要多得多。在中国，人们常吃的蔬菜就有100多种，但很多人见到新奇的蔬菜都不敢买，久而久之，商贩们卖的蔬菜也就那么几十种了。不仅每人每天要保证300～500克的蔬菜量，更要保证绿叶菜、茄果类、薯芋类、白菜类、瓜类、根茎类等各类蔬菜都要摄取到。因为每类蔬菜中所含的营养物质成分不一，比如菠菜、卷心菜、空心菜等绿叶菜含有丰富的维生素B族、维生素C和多种无机盐，营养价值较高；而胡萝卜、辣椒等含有丰富的维生素C和胡萝卜素。只有吃得种类多，才能营养均衡。

蔬菜炒着才好吃

几乎一半以上的人将"炒"作为烹饪蔬菜的首选方式。由于很多人不爱吃蔬菜，会通过多放油、翻炒时间长等错误的烹饪方式来改变蔬菜的口感，但实际上，这会让蔬菜里的维生素等营养素过快流失。对于大部分蔬菜来说，用水焯过之后凉拌、急火快炒都是不错的方法；胡萝卜、番茄等含有脂溶性维生素的蔬菜可以多放一点油，但不能太多。

用水果代替蔬菜

"今天没吃蔬菜，多吃点水果也一样。"很多人将蔬菜和水果混为一谈，觉得它们属于一类。蔬菜和水果是完全不同的两种食物，不能完全替代。多数蔬菜的维生素、矿物质、膳食纤维等含量高于水果；而水果中果胶、果糖成分也对人体有益。

担心食物相克和农药残留

不少人常拿着蔬菜问我，黄瓜和西红柿到底能不能一起吃？还有很多老年人受小道消息或不科学宣传的影响，害怕"食物相克"，不敢买太多蔬菜混在一起吃。实际上，并没有食物完全相克的说法，只是有些蔬菜在烹饪时要稍微注意些，比如含有草酸的菠菜最好先在沸

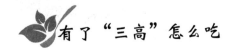

水中焯1分钟，然后再和豆腐一起吃就没有问题了。另外，也有人担心蔬菜上农药残留多。现在蔬菜使用的基本是高效、低毒、低残留的农药，通过光照、清洗等步骤能够去除大部分农药，不用过于担心。

看来吃蔬菜也是有学问的，怎么吃，你会了吗？

◎ 高脂血症患者适合吃哪些水果

高脂血症是由于血清中的胆固醇和甘油三酯含量过高，因此治疗高脂血症必须降低胆固醇的含量。而很多水果能够降低胆固醇，所以水果成了治疗高脂血症的重要食物之一。那么高脂血症患者吃什么水果好呢？对高脂血症患者有帮助、最常见、最廉价的水果有以下这些。

苹果

荷兰国立公共卫生和环境保护研究所的米切尔·赫托格博士进行的一项流行病学研究表明，老年冠心病患者每天吃一个或一个以上的苹果（至少110克），冠心病发作的危险性降低一半。究其原因，是由于苹果里含有的丰富类黄酮在发挥作用。氧化型低密度脂蛋白—胆固醇容易沉积在动脉管壁，引起冠状动脉和脑动脉等动脉的粥样硬化，从而导致心脑血管疾病的发生。类黄酮是一种天然抗氧化剂，通过抑制低密度脂蛋白氧化，从而发挥抗动脉粥样硬化的作用。此外，类黄酮还能抑制血小板聚集，降低血液黏稠度，减少血栓形成倾向，可以防止心脑血管疾病的发生并降低死亡率。苹果含有极为丰富的水溶性膳食纤维果胶，能降低血液中胆固醇的浓度，还具有防止脂肪聚集的作用，苹果中的果胶还能与其他降胆固醇的物质，如维生素C、果糖、镁等，结合成新的化合物，从而增强降血脂效能。

还有报告指出，每天吃1～2个苹果的人，其血中胆固醇的含量可降低10%。鉴于此，我们可以让自己养成天天吃苹果的好习惯。

山楂

山楂含有三萜类、生物类黄酮和丰富的维生素C，具有扩张血管壁、降低胆固醇和甘油三酯以及降低血压等作用。另外，山楂还含有山楂酸、柠檬酸，均有显著的降血脂功效，只是有的老年人食用山楂会引起反酸等胃部不适症状，须酌情慎用。在秋季水果中，山楂含钙量最高，对中老年人补钙有益。

香蕉

香蕉味甘性寒，具有较高的药用价值。香蕉含有丰富的去甲肾上腺素、5—羟色胺及二羟基苯乙胺，主要功用是清肠胃、治便秘，并有清热润肺、止烦渴、填精髓、解酒毒等功效，香蕉的果柄还具有降低胆固醇的作用。

荔枝

荔枝肉含丰富的维生素C和蛋白质，有助于增强机体的免疫功能，提高抗病能力。荔枝含有丰富的维生素，可促进毛细血管的血液循环，降低胆固醇和甘油三酯以及降低血压等。

猕猴桃

猕猴桃富含精氨酸，能有效地改善血液流动，阻止血栓的形成，对降低冠心病、高血压、心肌梗死、动脉硬化等心血管疾病的发病率

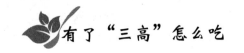

特别有效。猕猴桃含有维生素C、维生素E、维生素K等，属营养和膳食纤维丰富的低脂肪食品。

相信这些水果你很容易买到，为了自己的健康，还不快行动起来？

◎ 粗粮降脂效果好

俗话说"吃得好了，运动少了，高脂血症就来了"，对于膳食不平衡等不良生活方式导致的高脂血症，靠饮食结构的调整是非常重要的，合理的饮食结构有利于症状减轻、提高治疗效果。多吃粗粮就是个不错的办法。

众所周知，粗粮中的脂肪和胆固醇含量非常低，里面含有丰富的膳食纤维、维生素B族以及其他一些活性物质，这些都是精加工后的细粮所不具备或含量极低的，这些成分恰恰对于高脂血症的预防与控制具有良好的效果。

粗粮中富含的膳食纤维，由于不能被消化吸收，食用后在胃肠道中大量吸收水分，能增加胃内容物的容积，而可溶性膳食纤维黏度高，能使胃的排空速率减缓，延缓胃中内容物进入小肠的速率，使人容易产生饱腹感，减少蛋白质、糖类和脂肪三大产热营养素的摄入。在肠道中，膳食纤维还能与胆固醇结合，阻碍后者被人体消化吸收。这些都是减少脂肪摄入和进入血液的因素，有利于控制体重、减少导致高脂血症的风险，从而有效地预防和控制高脂血症的发生与恶化。

粗粮中的矿物质和维生素，尤其是其中的镁元素和维生素B族在脂肪、糖类以及能量的代谢中发挥着举足轻重的作用。多食用粗粮，充分补充镁元素和维生素B族，能够加强脂肪和能量代谢，减少血液内脂肪和胆固醇的含量。

需要注意的是，任何事情都有一个循序渐进的过程，降脂也是一样切不可拔苗助长。

◎ 高脂血症患者该吃哪些粗粮

知道了粗粮降脂好的道理，这一节我们来说说5种常见的、有益血脂降低的粗粮。

玉米

玉米含有丰富的膳食纤维，油酸、卵磷脂等不饱和脂肪酸，维生素B族，还含有镁等多种元素，这些成分对降低血脂都有良好的效果。亚油酸、卵磷脂等主要存在于玉米胚芽中，玉米胚芽中的不饱和脂肪酸含量高达52%。我们常见的玉米油主要是从玉米胚芽中提取的，因此预防高脂血症，用玉米油作为食用油是个不错的选择。

荞麦

荞麦中的蛋白质含量高达11%，赖氨酸在荞麦中的含量也相当丰富，比小麦、大米高出2.7倍左右，其维生素B$_1$、维生素B$_2$的含量也要高于小麦。荞麦所含的3%～4%的脂肪主要为单不饱和脂肪酸（油酸）和多不饱和脂肪酸（亚油酸），它们可以起到降低血脂的作用，荞麦中还含有烟酸和芦丁，具有降低血脂和胆固醇的作用。荞麦粉中丰富的维生素有降低人体血脂和胆固醇的作用。我国凉山

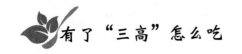

彝族人民长期以苦荞为主食，尽管他们的生活条件艰苦，但健康状况很好，患高血压、高脂血症、糖尿病及心脑血管疾病的人非常少。科学研究推断，荞麦面中降血脂的有效成分还包括其富含的芦丁、纤维素、无机盐及矿物质等。

燕麦

现在各个超市的货架上似乎都少不了燕麦。燕麦含极丰富的亚油酸和丰富的皂甙素，可以降低血清胆固醇和甘油三酯。美国一位著名营养学专家曾经进行了一项临床试验，发现试验对象中食用燕麦粥的人，其甘油三酯及低密度脂蛋白均明显下降50%和60%，其中一位女性试验者出现的降脂效果，甚至比一年前遵医嘱服用降脂药物时还要明显。美国膳食协会也建议每天食用燕麦粥，最好保持在人均每天食用20～30克的水平。

红薯

每100克红薯含有粗纤维0.5克、脂肪0.2克、糖类29.5克以及多种维生素，热量仅为531.6千焦（127千卡）。这些营养物质的丰富性远高于白面和大米，但热量仅为相同重量白面的1/2、大米的1/3。因此适当进食，对于通便、降脂、降糖都有显著的好处。但应注意红薯不要空腹吃，红薯本身含有较高的糖类，又有一定甜度，空腹吃容易引起胃里反酸，一天的食用量最好不要超过150克，且不要和其他甜食一起食用。

大豆

现代营养学研究证明，豆制品不仅含有丰富的营养，而且有降低血脂的作用。如果每日摄入30～50克的大豆蛋白，就能有效降低血清总胆固醇、低密度脂蛋白及甘油三酯的水平，而不影响高密度脂蛋白胆固醇水平。大豆能降低血脂，除了因为其中的膳食纤维含量较高，还与大豆含有丰富的生物活性物质有关，例如大豆卵磷脂，皂角甙等。

相信这几种粗粮，你随时随地都能买得到，它们虽然不起眼，却对于高脂血症的患者有着非同一般的作用，试着多吃一些看看效果。

◎ 粗粮的科学吃法，你了解吗

一位女士来我工作室咨询，原来她的丈夫吴先生一年前在医院检查，发现血脂高，医生建议要适量吃些粗粮，于是这一年来她先生天天吃粗粮，可坚持吃了一年粗粮的吴先生却感觉头有点晕。

妻子见他脸色不好，就陪他去医院体检，验血结果一出来，按时吃药的吴先生血脂没降多少，身体内的铁等元素却比正常值低了很多，医生说他是吃粗粮太多惹的祸。

吴先生这种营养不良是由于吃了过多的粗粮造成的，粗粮以丰富的纤维素含量为代表，相比之下，其他营养物质就会少一些。长期过量食用粗粮，会影响某些营养物质的吸收，甚至降低某些降血脂药物的药效。

每天适当地摄取粗粮是很有必要的，但只吃粗粮的做法是错误的，吃粗粮要注意粗细搭配，要和营养丰富的鱼类、奶类、蛋类等食品搭配食用。如何科学地吃粗粮是值得关注的一个细节问题。这里我主要总结四点原则。

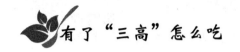

吃粗粮要多喝水

粗粮中的纤维素需要有充足的水分做后盾，才能保障肠道的正常工作。粗粮比细粮要多出近1倍的纤维素，因此要比平时多喝1倍的水。

吃粗粮要循序渐进

突然增加粗粮的进食量，会引起肠道的不良反应。对于平时以肉食和精细食物为主的人来说，增加粗粮的进食量应该循序渐进，以便肠道逐渐适应为宜。

吃粗粮注意搭配

每天粗粮的摄入量以30～60克为宜，也应根据个人的身体情况适当调整。我们每天在进食时，除了要顾及口味嗜好，更重要的是要考虑荤素搭配，平衡膳食。

粗粮最好在晚餐食用

粮中的膳食纤维能刺激肠壁产生蠕动，使大便较快排出体外，所以晚上吃膳食纤维，能更好地帮助我们在第二天早上排便，这就减少了毒素对肠壁的毒害。另外，吃粗粮容易产生饱腹感，所以在晚上吃可以减少进食的量，从而避免晚上吃得过饱对身体有害。

粗粮和细粮在营养上各具特色，口感上也各有千秋，平时吃粮时，应尽量避免品种单一，最好粗、细粮混合食用或轮流食用，科学地吃才能使粗、细粮中的营养成分形成互补，以满足机体的需要。

◎ 单纯戒肉降脂不可取

素食确实有利于改善血脂异常，但只靠吃素，并不一定能降血脂。相反，长期吃素反而有可能造成身体内的糖、脂代谢异常。

自从查出高脂血症，55岁的王先生就结束了大鱼大肉的"吃货"生涯，不仅一日三餐只吃青菜、豆腐、白米饭，还戒掉了所有的聚餐、应酬。又"宅"又"素"，过起了地道的苦行僧生活。当他信心满满地到医院复查血脂时，结果却令他大失所望，甘油三酯仍然明显偏高，其他几项血脂指标也没有预期下降得明显。这让他非常无奈。

生活中类似的情况并不少见。事实上，素食确实有利于改善血脂异常，但只靠吃素，并不一定能降血脂。人体影响血脂合成和代谢的因素相当复杂，特别是在机体已经出现胰岛素抵抗、脂肪代谢失衡的情况下，单纯控制肉类和胆固醇的摄入，可能造成代谢紊乱，进一步升高血脂。

此外，人们在吃素控脂的时候，往往会陷入以下误区。

主食过多

由于不能吃肉，我们就靠多吃米、面等主食填饱肚子，人体摄入大量的糖类转化生成甘油三酯，时间长了也会造成高脂血症。

选择不当

虽然戒了荤腥，但很多人喜欢吃瓜子、板栗、花生、核桃等坚果和其他小零食，这些食物有的本身脂肪含量高，有的是用煎炸等工艺加工而成，脂肪含量并不少。

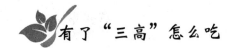

总量超标

体内的"馋虫"总是蠢蠢欲动，一会儿吃一小口，即使完全是素食，一天积累下来，摄入的总热量也可能超标。加上长期素食可能造成营养缺乏或失衡，出现糖、脂代谢紊乱也就不足为奇了。

因此，血脂高的人最好把饮食习惯调整为"少荤多素"，而不是完全吃素，达到科学降脂和营养均衡的双重目的。平时多吃一些蔬果、粗粮和豆制品，少吃甜食、饮料等高糖食物，同时尽量避免一切肥肉、动物内脏和动物油等。如果单纯饮食控制3个月还没有明显效果，或血脂中度增高，要及时到医院诊治。

即便是饮食控制，也不能把饮食控制简单机械地理解为戒肉，试图用这种方式控制血脂是不现实的，而且长期如此有可能造成营养摄入的不均衡。

◎ 高脂血症患者对食用油的要求

在我国，脑卒中、心肌梗死等心脑血管疾病已成为严重威胁生命的杀手。资料表明，冠心病死亡率在近8年中城市升高53.4%，农村升高40.4%，过量摄取食用油，尤其是饱和脂肪酸过多，是这些疾病高发的重要原因。油脂摄入过多，除了造成肥胖外，还会导致血液中脂肪酸过多。脂肪酸过剩时，主要以甘油三酯形式储存，从而引发糖尿病、高脂血症、高血压、心血管疾病等慢性疾病。预防慢性疾病，尤其是心脑血管病，应该从合理膳食开始，尤其应该从科学使用食用油开始。

高脂血症患者在食用油方面更应该重视，怎么才是科学用油呢？

我们主要是从注重油的种类、用量和烹调来分析。

油的种类

我们在鸡鸭鱼肉里已经摄取了动物油,我们再用动物油就不对了,所以要选择植物油,比如说大豆油、玉米油、花生油等。橄榄油有它的优点,但是价格比较贵。花生油是老百姓经常能看到和使用的食用油,挑选时要注意黄曲霉素的问题。玉米油、胚芽油的植物甾醇含量最高,营养丰富,能降血脂。不管是哪种油,都应该交替食用。

油的用量

平衡膳食宝塔对我们的建议是每天25～30克油,这是总的油,烹调油应该说植物油和动物油是2∶1的,并不是说动物油完全不好。

烹调方式

温度过高可以把好油变坏,坏油变得更糟。温度过高的时候,不饱和脂肪酸氧化,过氧化的油脂可以促使恶性肿瘤、血管病的发生发展,同时过高的烹调温度可能造成不饱和脂肪酸键被破坏,同时会产生一定量的反式脂肪酸。所以要用热锅凉油,旋转一周,采用急火快炒、油少菜多的烹饪方法。

食用油是人体所需脂肪的主要来源,选择合适的食用油应该以均衡营养、保护人体心脑血管系统为标准。了解了科学用油的原则,有利于高脂血症患者的身体康复。

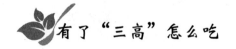

◎ 高脂血症患者的饮食需要注意什么

高脂血症患者的饮食要控制的很多，简单来说，就是清淡饮食是关键。一般来说，注意以下几个方面是保证高脂血症患者治疗效果和饮食健康的关键。

主食一般以米、面为主，但最好加一些粗杂粮，如燕麦、麦片、玉米面等，因为这些食物中有较多的无机盐、维生素，又富含膳食纤维，膳食纤维具有降脂作用。

高脂血症患者食用的蛋白质来源，以大豆及其制品为好，一方面，大豆及其制品所含蛋白质量多质好；另一方面，大豆及其制品不含胆固醇，具有降脂作用，故可代替部分动物性食品，如肉类等。

在控制热量期间，若仍感饥饿，则可食用含糖少的蔬菜，用水煮后加一些佐料拌着吃。蔬菜所含膳食纤维、水分多，供热能低，具有饱腹作用，是糖尿病患者必不可少的食物。

禁用食物有：白糖、红糖、葡萄糖及糖制甜食，如糖果、糕点、果酱、蜜饯、冰激凌、甜饮料等。另外，含糖类较多的土豆、山药、芋艿、藕、蒜苗、胡萝卜等应少用或食用后减少相应的主食量。

富含饱和脂肪酸的猪油、牛油、洋油、奶油、黄油等少用，最好不用。可用植物油代替部分动物油，花生、核桃、芝麻、瓜子中含脂肪也相当多，尽量不吃或少吃或减少油类摄入。

蛋黄和动物内脏如肝、脑、肾等含胆固醇相当高，应尽量少用或不用。

水果中含葡萄糖、果糖，能使血糖升高，故在血、尿糖控制相对稳定时，空腹血糖小于7.8摩/升或餐后2小时血糖＜10摩尔/升时，可在两餐或临睡前食用，但也要减少相应主食。

酒类，主要含酒精，产热高，而其他营养素含量很少，故不饮为宜。

咖啡、茶都含有咖啡因，咖啡因会增加体内的胆固醇。因此，应注意尽量少喝咖啡、茶，并禁服含有咖啡因的药物。

食物的烹调方式。在烹调动物性食品的时候，绝对避免油炸。较适宜的方法是蒸和烤，这样才能使食物中的油脂析出。

年龄在70岁以上的老年高胆固醇者，饮食治疗的意义并不大，因为对于他们来说，更重要的是营养。

以上这些饮食方面的细节，都是需要特别注意的问题。

◎ 一天一万步，你走了吗

运动的方式有很多，有氧运动中走路、慢跑、游泳、爬山等都很好。但是我最推荐的是每日万步走，走路是最健康的运动方式，并且散步效果不如快步走。在我们看似稀松平常的走路，其实是世界卫生组织认定的"世界上最好的运动"。

一天所有活动加在一起一万步，这个是运动疗法推荐的基本量。除了从事体力劳动的工作人员——如快递员，一般人日常生活是达不到这个量的，只有通过有目的地锻炼才能达到。我自己就一直坚持每日万步走，我每天走路上下班，一边欣赏路边的风景，一边看川流不息的人潮，运动不仅放松心情而且有益身心。我走路的速度比一般人稍快，每一分钟走140步，因为运动要达到一定的量。之前参加学术会议的时候，遇到过一个外国专家，也坚持每日一万步，还随身带有一个记步器，随时记录走了多少步。

有人会说，我每天都在走路啊，起来倒茶水、去打印文件、走去洗手间……这不都是走路嘛。那么你有没有算过，自己一天能走多少步？

除了运动量以外，对走路的速度也是有要求的。疲疲沓沓的沉重步伐和散漫优雅的闲庭信步，都不如精神抖擞的大步流星。要知道自己走路的速度是否合适，可以用（220－年龄）×75%或（220－年龄）×80%来计算，得出的结果应当是自己在走路运动之后的每分钟最佳脉搏。

30岁左右的人，这个数据应当在140～150之间。不过也要因人而异，长久不运动的人和心脑血管病高危人群，可以适当走慢一点，锻炼结束后脉搏在120左右即可。走路谁都会，但怎么走才健康，这还真是个技术活。

走路时正确的姿势是抬头挺胸，微微抬起下巴保持头部与地面平行，肩部放松，双臂自然前后摆动。低头耸肩、步子拖沓都不是健康的走路姿势。如果选择了上下班途中走一段路，最好能随身携带一双弹性较好的运动鞋。这能够缓冲在水泥地上行走对骨骼和关节形成的震动，对机体起到保护作用。高跟鞋尤其应该放弃，平时常穿高跟鞋还容易形成蹬外翻，更不用说穿着它长距离行走了。

需要提醒的是，任何锻炼都有自己的节奏和适宜程度，不可急于求成而引起运动性疲劳。走路时以自己感觉到舒适为最佳程度，在此基础上更敏捷一些即可。千万不要走得气喘吁吁、过于劳累。这样就等于把有氧运动变成了无氧运动，对身体反而不好。

每天走够一万步，为了自身的健康，这个小小的改变你不会拒绝吧。

◎ 高脂血症患者必须管住嘴、迈开腿

我们都知道，远离心脑血管病，最好是管住嘴、迈开腿、坚持有氧运动。高脂血症患者更应该如此，具体该如何来做呢？

首先吃去高脂血症

高脂血症的人饮食应有节制，在合理营养的基础上，要限制高脂肪高热量食物的摄入，适当地增加富含蛋白物、维生素、纤维素类食物的摄取量。主食中应搭配部分粗粮，副食品以鱼类、瘦肉、豆制品、新鲜蔬菜、水果为主。海带、紫菜、木耳、金针菇、香菇、大蒜、洋葱等食物有利于降低血脂和防治动脉粥样硬化，可以常吃。饮牛奶应去掉奶油，不加糖。原则上，蛋类每日不超过1个，烹调时避免油炒、油煎。忌食肥肉、动物内脏、鸡皮、鸭皮、鱼子、脑等含胆固醇高的食物，少食精制食品、甜食、奶油、巧克力等。咖啡因会增加体内的胆固醇，应注意尽量少喝浓茶、咖啡，并禁服含有咖啡因的药物。应限制总食量。饮食治疗应持之以恒。这样，才能吃去高脂血症。

其次要走掉高脂血症

外国有句名言："腾不出时间运动的人，早晚会被迫腾出时间生病。"美国最新研究表明，适当有效的步行可以明显降低血脂，预防动脉粥样硬化，防治冠心病。步行对于高脂血症来说，不仅可以强身健体，而且可以治疗疾病。但步行要达到防治高脂血症的目的，还要掌握科学要领：一是要坚持，持之以恒，才有效益；二是要有序，循序渐进，开始时不要走得过快，逐渐增加时间，加快速度；三是要适度，每天至少步行3千米，锻炼半小时，在锻炼时轻微的呼吸急促应在休息后4分钟内减轻，没有明显的疲劳、胸闷、头晕等不适表现。当然，根据身体情况，进行太极拳，慢跑、快走、骑车慢行、游泳、登山、健身操、门球、羽毛球、倒走等锻炼，也一样可以"走掉"高脂血症。

由于血脂增高是一个缓慢的过程，高脂血症所致并发症也是一个渐进的过程，因此血脂的调节，特别是消除血脂高的不良影响，同样需要一个持续作用的过程，选择适宜的降脂药物，坚持食物和运动的治疗，就一定能战胜高脂血症，回归到正常的身体状况。

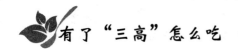

◎ 高脂血症患者一周食谱安排

高脂血症患者到底怎么吃，吃什么，上面已经讲得很清楚了，这一节我列举大多数患者反馈给我们营养教育中心效果较好的食谱，大家可以参考着吃。

周一

早餐：苹果100克，牛奶燕麦（牛奶250克、燕麦25克），鸡蛋50克，面包50克，酱牛肉35克，黄瓜150克。

午餐：大米100克，清炒菜薹150克，海鲜汤（蛤蜊100克、西红柿80克、豆腐50克、白萝卜100克）。

晚餐：花卷50克，南瓜小米粥（南瓜100克、小米30克），鸡丝炒豆芽（鸡肉50克、豆芽100克），青椒土豆丝（青椒100克、土豆50克）。

周二

早餐：猕猴桃100克，新鲜豆浆350毫升，方面包50克，牛肉80克，奶酪20克，芹菜豆腐干（芹菜100克、豆腐干50克）。

午餐：粳米饭100克，清蒸鲳鱼100克，长山药炒木耳（长山药100克、水发木耳80克）。

晚餐：素包子（韭菜100克、鸡蛋60克、香菇30克、虾皮30克、油5克、酱5克），凉拌苦瓜100克，鸡蛋汤（西红柿100克、鸡蛋60克、香菇

30克、金针30克、紫菜20克、黄瓜30克、淀粉10克、麻油5克）。

周三

早餐：鸡蛋饼（鸡蛋60克、面50克、葱20克、油5克），牛奶250克，蒜茸西兰花（西兰花150克、蒜5克、麻油3克）。

午餐：沙茶牛肉面（拉面100克、牛肉50克、西红柿100克、洋葱100克、土豆50克、沙茶酱20克）。

晚餐：烧饼（面50克、油5克），清炖牛骨汤（牛骨200克、玉米50克、胡萝卜100克、莲藕50克、香菇50克），凉拌生菜（生菜150克、沙拉酱20克）。

周四

早餐：圣女果100克，蒜蓉面包（美乃滋20克、蒜蓉20克、面包50克），牛肉丸子汤（牛肉50克、葱20克、土豆100克、胡萝卜50克）。

午餐：二米饭（大米50克、小米50克），蒜薹炒鲜贝（蒜薹100克、鲜贝75克），炒苦瓜鸡蛋（鸡蛋60克、苦瓜100克），菠菜马蹄汤（菠菜150克、马蹄50克）。

晚餐：黑米粥（黑米20克、黑豆10克、莲子10克、百合10克、薏米20克、核桃5克、芝麻10克），清炒竹笋（竹笋100克、枸杞子5克），凉拌海带丝（海带100克、葱10克、麻油3克）。

周五

早餐：牛奶燕麦（牛奶200毫升、燕麦30克、鸡蛋60克），面包50克，酱牛肉50克，西兰花150克。

午餐：南瓜大米饭（南瓜100克、大米100克），烩菜（土豆50克、豆腐50克、香菇30克、白菜150克），凉拌笋丝100克。

晚餐：牛肉水饺（面粉100克、牛肉100克、葱20克、胡萝卜100克、姜10克、油5克），拌生菜（生菜100克、枸杞5克、圣女果50克、沙拉酱10克）。

周六

早餐：苹果100克，豆浆350毫升，鸡蛋清蒸50克，面包50克。

午餐：豆角焖面（豆角150克、土豆50克、西红柿50克、面100克），凉拌黄瓜（黄瓜100克、盐1克、麻油2克）。

晚餐：花卷100克，小米绿豆稀饭（小米30克、绿豆30克），烤小鸡翅50克，清炒莜麦菜150克。

周日

早餐：馄饨汤（猪肉50克、大葱20克、虾仁20克、姜5克、馄饨皮60克），青椒蘸酱（青椒100克、沙拉酱10克）。

午餐：二米饭（小米50克、大米50克），炒莲菜胡萝卜（莲菜50克、胡萝卜50克），白菜豆腐汤（白菜150克、豆腐50克）。

晚餐：花卷100克，蒜薹炒鸡蛋（蒜薹150克、鸡蛋50克），水煮鱼（土豆50克、红萝卜30克、豆腐50克、西红柿100克、龙利鱼片100克、白菜150克、盐2克、姜3克、葱3克）。

◎ 高脂血症患者最易忽略的5个细节

健康调查的结果显示，高脂血症排在了高发病的首位，患病率达46%。在预防和治疗高脂血症时，有些医生只会一味地要求患者用降脂药，注意饮食，而很少对患者说一些细节问题。其实，有5个很重要的细节是必须让患者知道的。

一次血脂高并非高脂血症

有人在体检时，一发现血脂高，就会被要求服药。其实，首次发现血脂高，最好在6周后复查。因为体检数据会受近两周内的饮食、生活习惯的影响。复查前3天清淡饮食，前一晚禁食。

有几类患者不能用降脂药

不是有高脂血症就得吃药，有些人是不能吃药的，如活动性肝炎患者，70岁以上人群，心力衰竭、晚期脑血管疾病和恶性肿瘤的患者，都不宜采取降脂药物进行治疗。怀孕或哺乳期妇女也不宜使用降脂药。

正确吃饭能使病能好一半

吃对饭比坚持服药更重要，正确吃饭能使病好一半。血脂高的人可在早晨空腹吃糖醋蒜1～2个。有些患者知道肥肉要少吃，其实瘦猪肉也要少吃，猪肉中所含的胆固醇比牛肉和羊肉都高。另外，每天做到一茶一粥（指的是绿茶和燕麦粥），对降低胆固醇非常有益。

运动不能坚持，伤害更大

运动对于调血脂也有帮助，但是高脂血症患者运动一定要坚持，

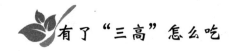

在运动次数上，建议每周锻炼5天，每次锻炼半小时即可。锻炼前，做5分钟的准备，如伸展运动、慢走等，锻炼后再做5分钟的放松活动。如果三天打鱼两天晒网，就会导致体内脂肪增长，反而伤害身体。

睡觉时易出事，枕头低点，再低点

血脂过高的人，其血液流动速度比正常人慢，在睡眠时更慢，因此睡梦中最容易出事，患者要将枕头调低点。如果第二天发现头脑昏沉，就要将枕头继续调低点。

注意这些细节，对于高脂血症的预防、治疗、康复都大有好处。

第五章

高血糖患者如何进行营养调理

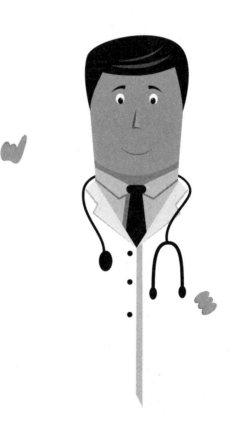

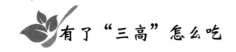

◎ 警惕糖尿病的早期症状

在国内，糖尿病不仅多发，而且呈年轻化趋势。因此，掌握一些判断疾病的常识十分必要，可以做到早发现、早排查、早控制。这一节，我们主要是介绍一下糖尿病的早期症状。

糖尿病发作有先兆。其典型症状为"三多一少"，即多尿、多饮、多食、体重减轻。除"三多一少"外，有下列情况的人，请及时进行检查和确诊。

（1）餐后2～3小时或午饭前及晚饭前常出现心慌、乏力、多汗、头晕、饥饿等症状。

（2）经常发生皮肤化脓性感染。

（3）生育年龄妇女有多次流产，胎儿畸形、巨大胎儿，羊水过多等病史者。

（4）女性泌尿系统感染反复发作，外阴经常瘙痒者。

（5）男性出现阳痿者。

（6）原因不明的四肢沉重、麻木、小腿痛或痛性痉挛。

（7）突然视力减退而原因不明者。

（8）老年人出现原因不明的昏迷、高血压、冠心病等。

（9）原因不明的肢端坏死者。

（10）过早出现动脉硬化及高血压者。

（11）身体虚弱、消瘦、原因不明的生长迟缓等。

我特别建议有肥胖或超重、血压与血脂有点偏高、有糖尿病家族史等糖尿病患病高风险者，30岁以后每3年测一次血糖；一般人群45岁以后每3年测一次血糖。这样可以早发现、早诊断、早治疗，甚至可以防止糖尿病高危人群发展成为糖尿病。

◎ 糖尿病的诊断标准有哪些

糖尿病是当前很常见的一种疾病，这种疾病给很多患者带来很大的影响，糖尿病的患者群主要是老年人。那么针对这种疾病的诊断标准有哪些呢？下面一起来了解一下。

糖尿病的诊断一般不难，空腹血糖大于或等于7.0毫摩尔/升，和/或餐后两小时血糖大于或等于11.1毫摩尔/升即可确诊。诊断糖尿病后要进行分型。

1型糖尿病

发病年龄轻，大多小于30岁，起病突然，多饮多尿多食消瘦症状明显，血糖水平高，不少患者以酮症酸中毒为首发症状，血清胰岛素和C肽水平低下，胰岛细胞抗体（ICA）、胰岛素自身抗体（IAA）或谷氨酸脱羧酶抗体（GAD-Ab）可呈阳性。单用口服药无效，需用胰岛素治疗。

2型糖尿病

常见于中老年人，肥胖者发病率高，常可伴有高血压、血脂异常、动脉硬化等疾病。起病隐袭，早期无任何症状，或仅有轻度乏

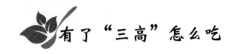

力、口渴，血糖增高不明显者需做糖耐量试验才能确诊。血清胰岛素水平早期正常或增高，晚期低下。

这就是糖尿病的诊断标准，相信大家看了之后已经有所了解。希望有这种疾病的患者应及时接受治疗，以免耽误病情错失治疗的最佳时机。

◎ 胖人患糖尿病概率大

肥胖与糖尿病有着十分密切的关系。目前已公认，肥胖是糖尿病的一个重要的诱发因素。在2型糖尿病患者中，70%～80%的人在患糖尿病之前就已经明显超重了，而且糖尿病的发生率会随着肥胖程度的增加而增加。

胰岛素是人体内唯一的降血糖激素，胰岛素绝对或相对不足是导致糖尿病的主要原因。在肥胖病患者血浆胰岛素的检测中发现，有糖尿病的肥胖病患者，其血浆胰岛素水平显著高于其他正常的肥胖病患者，约是正常人的4倍。

那么，为什么肥胖患者在血浆胰岛素水平升高的情况下会患糖尿病呢?胰岛素的作用要通过两个步骤来完成，首先是胰岛素结合到位于细胞表面的特殊受体——胰岛素受体上，然后胰岛素与胰岛素受体的结合激发了细胞内部一系列的结合后效应，从而发挥其降血糖作用。经病理检查证实，肥胖者的胰岛细胞（分泌胰岛素的细胞）肥大增生，提示肥胖患者体内胰岛素的作用减低，存在胰岛素抵抗。而进一步的研究发现，胰岛素作用减低的主要原因，是因为肥胖病患者脂肪细胞增大，使细胞表面接受胰岛素的受体数目明显减少或与胰岛素的结合能力减退，产生对胰岛素的不敏感或胰岛素抵抗，糖尿病也随之发生。这是目前医学界公认的解释。

随着经济增长和饮食习惯的改变，生活方式逐渐西方化，加上体育活动减少，肥胖者越来越多，2型糖尿病患病率也在逐步升高，所以目前有一个新概念就是生活越富裕，体态越丰满，糖尿病越增多。

因此，控制肥胖是预防糖尿病的关键，曾有人指出：有效减少肥胖人口可使全世界糖尿病患者减少一半。看来我们还是要从自身开始，从控制体重开始。

◎ 解密那些看不见的糖

同事小莉长得白白胖胖，惹人喜爱。可是现在流行骨感美人。于是她订下了雄心勃勃的减肥计划。时过数月，体重还是稳稳地固定在55千克。我看了她的食谱，告诉她，这都是糖在捣鬼。"可是我没吃糖啊。"小莉感到无比委屈。

很多人不知道，没吃糖并不代表身体没有摄入糖。很多食物都带着假面具，揭掉面具，我们可以看到一张张甜蜜的脸。它们把糖分掩藏得很好，有时候我们想都想不到。如果你正在或者打算减肥，如果你被糖尿病折磨，如果你血糖偏高，那么，要注意下面这几种食物了，它们都是隐藏在暗处的甜蜜杀手。

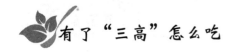

酒类饮料

市面上出售的很多酒类饮料中都含有糖分，比如啤酒中的果啤，比如葡萄酒。我们看看葡萄酒的酿造工艺就可以知道这是怎么一回事了。葡萄酒在发酵过程中需要添加糖分以适当提高酒精度，发酵后的葡萄酒中会残留着糖分，在喝的时候无意间就摄入了糖分。

加工果汁

不管是超市里琳琅满目的瓶装果汁，还是饭馆里号称的鲜榨果汁，它们都不可能是百分之百的纯果汁，在制作时为了使其口感更好更接近天然果汁，它们的制造者会毫不犹豫地在里面添加糖分和大量甜味剂。

低脂和无脂食品

低脂和无脂食品并不等于无糖。这类食品虽然不含或者含有少量脂肪，但是它们的口感却很差，为了让产品更好地卖出去，唯一的出路就是改善口感。为了改善口感，生产者就会在产品里加入一定量的糖分。我们经常食用的低脂酸奶大多都添加了糖。

成品酱料

做回锅肉时使用的面酱，包装上大多是这样的名称——"甜面酱"，单看这个甜字，我们就可以知道这面酱中含有什么成分了。同理，拌沙拉时使用的沙拉酱，吃吐司和薯条时使用的番茄酱，它们都含有糖分，更为惊人的是，这些酱料所含热量中有50%是来自它们所含的糖分。

无糖食品

我们一看到无糖就放了心，其实被这两个字忽悠得不轻。所谓无糖食品只是在生产和加工过程中没有人工添加糖分而已，但天然糖分依然存在。而且，和无脂低脂食品一样，为改善口感，无糖食品中往往加入了甜味剂、增稠剂、稳定剂等添加剂。虽然甜味剂只增加甜味，热量较低，不会升高血糖，但增稠剂却是由一种叫作糊精的糖分组成的，和白糖一样高热量。

喜欢甜食可以说是人的本能反应，但"糖衣炮弹"如影随形，时刻准备侵入您的身体，还打算安营扎寨，与脂肪联手，破坏机体健康。大家很容易避开糖果和蛋糕这类相当于糖分代名词的甜品，但要识别上述这些看似不含糖的"甜蜜杀手"，这就需要有一双火眼金睛了。

防止各种"甜蜜杀手"的侵犯，这一节内容也许对你有所帮助。

◎ 你闯进降糖误区了吗

大家都知道糖尿病主要靠饮食来控制，于是就到处搜寻有关知识，不过很多疑问也就来了：得了糖尿病，听说南瓜可以降糖，是不是应该多吃一些？老火靓汤可以经常喝吗？水果含糖高，要少吃吗？

很多糖尿病患者对网上各种"降糖良方"不知所措。可以明确地告诉大家，一些"降糖良方"其实是误区，对于食物没有降糖不降糖一说，患者可以关注食物血糖生成指数（GI）的概念，高GI的食物，进入胃肠后消化快、吸收率高，葡萄糖释放快，葡萄糖进入血液后峰值高，容易引起血糖升高；低GI的食物，则能缓慢释放能量，糖尿病患者可以多选择一些低GI的食物。从GI来看，南瓜并不属于低GI食物，而一些水果的GI也并不高，可以适量食用。在多年的从业经历中，患者咨询最多的是下面5个问题。

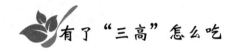

疑问一：我吃的并不多，还要注意吗？

可以肯定地告诉大家，除了控制食物的量外，饮食中的很多细节都要注意，比如进餐时间、食物的种类等，这样才能使血糖控制在最佳状态。每个人的能量需要量并不相同，到底"多不多"，还需要通过医生问诊及计算来衡量。

疑问二：是不是所有甜食都不能吃？

答案是否定的。生活中，甜食能为人们带来感官的愉悦。对于血糖的控制而言，甜食的成分、进食的分量显得较为重要，要根据情况来定。

疑问三：是不是米饭吃得越少越好？

米饭或谷物的主要成分是糖类，是提供人体能量的基础，如果一味追求吃得少，反而使得全天的能量摄入不足，人体容易产生酮体，血糖亦得不到良好的控制，可以说是适得其反。

疑问四：南瓜可降糖，是否应该多吃点？

对于食物，没有降糖不降糖一说。患者可以树立一个血糖生成指数（GI）的概念，GI是衡量食物摄入后引起血糖反应的一项生理指标。高GI的食物，进入胃肠后消化快、吸收率高，葡萄糖释放快，葡萄糖进入血液后峰值高。低GI的食物，简单来说，就是能缓慢释放能量的食物。南瓜的GI值达到75，并不属于低GI食物，而很多水果的GI也并不高，比如樱桃、柚子、苹果、桃子的GI值都不高，这就为广大糖尿病患者的食物选择提供了参考与空间。

疑问五：老火靓汤可以经常喝吗？

对于糖尿病及心血管疾病的患者，我们都不推荐经常饮用老火靓汤。这种类型的汤水中的营养成分低，只含少量的含氮浸出物、嘌呤、肉类中的大部分脂肪，并不能代替肉类提供的蛋白质，而且长期饮用嘌呤高的汤水容易引起患者尿酸增高，因此靓汤只能适当食用，而且汤要忌油腻。

避开这些降糖误区，才能有效控制糖尿病的恶化，防止并发症的发生。

◎ 蛋白质对糖尿病患者的影响

蛋白质是一种含氮的高分子化合物，基本组成单位是氨基酸。蛋白质是生命活动最重要的物质基础，它是构成人体细胞的重要组成成分，约占人体总重量的18%。糖尿病患者，蛋白质代谢紊乱，表现为合成受阻，分解加强，导致高血糖症；蛋白质消耗增多，患者形体日渐消瘦和衰弱，抗病能力下降，故极易并发各种感染性疾病。

食物蛋白质在胃肠道的各种蛋白酶类作用下逐步水解成氨基酸，最终在小肠中吸收。人体对蛋白质的需要量，根据年龄、性别、生理情况及劳动强度而定。通常，成人每日蛋白质供给量应占总热量的10%～15%，即每千克体重0.8～1.2克/天，并应保证一定比例的必需氨基酸的摄入。

糖尿病患者由于体内分解代谢增强，蛋白质消耗量大，因此应适当提高膳食中蛋白质的含量，其中至少有1/3为优质蛋白质。对于有糖尿病肾病等并发症的患者，由于高蛋白饮食可加重肾小球病变，因此应适当减少蛋白质摄入量，并以动物性蛋白质代替植物性蛋白质。

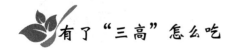

具体为无微量蛋白尿者，每千克体重蛋白质摄入量应大于1.0克/天；有微量蛋白尿者，每千克体重蛋白质摄入量应小于0.8克/天；肾功能异常者，每千克体重蛋白质摄入量应小于0.6克/天。

糖尿病患者应增加优质蛋白摄入的比例，如动物性蛋白质质量好、易消化；植物性蛋白质中，大豆的蛋白质含量最高，加工成豆制品后可大大提高其消化率。坚果类食物的蛋白质含量也较丰富，谷物类食物中含有7%～9%的蛋白质。动物性蛋白质在给人体提供大量蛋白质的同时，也会使我们摄入过多的饱和脂肪酸和胆固醇；而植物性蛋白质，如豆类，尽管蛋白质含量低于动物性蛋白质，但几乎不含胆固醇，而且含有大量膳食纤维，适宜于糖尿病患者食用。为了提高蛋白质的营养价值，可将几种不同食物蛋白质按一定比例混合食用，通过蛋白质的互补作用，提高蛋白质的吸收率。

◎ 糖尿病患者要注意脂肪的摄入

脂肪是供应能量的重要物质，糖尿病条件下，对脂肪的关注主要在于摄入不同种类、数量脂肪后对糖代谢、胰岛素抵抗及血脂的影响，及其随后表现在各系统器官的后果。研究证据表明，长期摄入高脂肪膳食可损害糖耐量。当我们认识到过量脂肪摄入对患者长期心血管健康有不良影响后，减少脂肪摄入总量就成为糖尿病营养治疗中重要的环节。各种研究证据均显示脂肪占总能量摄入不宜超过30%。

脂肪是由甘油和脂肪酸组成的甘油三酯，其中甘油的分子比较简单，而脂肪酸的种类和长短却不相同。脂肪酸分三大类：饱和脂肪酸、单不饱和脂肪酸、多不饱和脂肪酸。

那么哪些食物含这些脂肪呢？饱和脂肪一般为动物脂肪，如猪油、肥肉、巧克力、酸奶、奶油、鸡鸭皮等；含有多不饱和脂肪的食物，如大豆油、玉米油、葵花子油、蛋黄酱、色拉油等；含单不饱和脂肪的食物，如橄榄油、花生酱、果仁（花生、杏仁、腰果、开心果），最适宜食用。饮食中脂肪酸合理比例应为1：1：1（饱和脂肪酸：单不饱和脂肪酸：多不饱和脂肪酸）。

特别要避免反式脂肪酸。高反式脂肪酸因其易于保存、口感香酥，所以常应用于各种油炸食品(薯条、鸡块)、沙拉酱、奶茶、方便面、饼干、薯片、速溶咖啡、烘焙糕点、糖果、派、巧克力等之中。食品标签配方中有以下描述应引起注意：氢化油、植脂末、人造奶油、人造黄油、起酥油、植物奶油、氢化植物油、氢化脂肪、氢化菜油、固体菜油、酥油、人造酥油、雪白奶油、部分氢化植物油、精炼棕榈油等。上述这些都是反式脂肪酯，应少吃。

总之，减少脂肪摄入量有助于控制糖尿病，即使不减轻体重也可达到遏制糖尿病的效果。

◎ 维生素C、维生素E、类胡萝卜素等抗氧化物都是糖尿病患者的好朋友

我们知道抗氧化物是清除自由基的重要物质，人类必须通过日常饮食，才能获得足够的抗氧化物，以免自由基对人体健康造成伤害，蔬菜和水果是多种天然抗氧化物的最佳来源。这一节我们主要了解抗

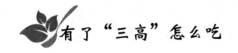

氧化物和糖尿病的关系，也许这些内容会有点难懂，但您只要知道糖尿病患者需要这些东西，我的目的就达到了。

抗氧化保护作用是氧化损伤的一个抵抗力量，人体在正常利用氧的同时，还会合成一些有机物质来抵抗氧的损伤作用。这种"抗氧化保护"同时存在于体内和体外。

内生抗氧化物质包括分子、中和自由基和其他氧化反应的酶以及一些带有螯合铁和铜原子等金属离子的蛋白质。人体会主动地合成一些抗氧化的酶类去帮助修复或是复制受损细胞。其他的抗氧化物质（例如维生素C、维生素E）也会发挥它们的保护作用。

外在的抗氧化物质主要依靠人们从饮食中获取，它对于人体的抗氧化功能也起着至关重要的作用。这些物质包括维生素C、维生素E、类胡萝卜素（包括β-胡萝卜素和番茄红素）和其他的营养成分，主要存在于水果、蔬菜和其他植物性食物中，对人体健康都有极大的保护作用。

维生素C（抗坏血酸）是一种水溶性物质，维生素E则是一种脂溶性的物质。它们具有突出的抗氧化作用，可以阻止特定的氧化反应并且快速地重新恢复它的活性形式。我们从食物中获取的这极微量的维生素就能够阻止大量的氧化反应。当维生素C被人体吸收后，主要存在于人体的白细胞内，参与特定的氧化反应，利用氧清除细菌和病毒侵袭。维生素C在细胞内能够抵抗DNA的损伤。维生素E主要存在于坚果、种子、植物油和其他的食物中，保护细胞膜上的不饱和脂肪酸和脂肪神经组织免受氧化损伤。类胡萝卜素是一种有色的营养物质，主要存在于水果及蔬菜中，阻止一些除了维生素E和维生素C以外的氧化反应。胡萝卜中的β-胡萝卜素和西红柿中的番茄红素主要对纯氧（一种由高氧而非自由基）引起的特殊的氧化反应有作用。

研究显示，多吃富含维生素E等抗氧化物的食品，有助于预防糖尿病。芬兰一研究组织发现，饮食中维生素E含量最高的人，其罹患Ⅱ型糖尿病的概率，比维生素E摄取量最少的人群低30%。2型糖尿病是最普遍的糖尿病类型。类胡萝卜素摄取量最多的人群，罹患2型糖尿病的概率也较低。类胡萝卜素是一种复合物质，存在多种水果、蔬菜中，而水果、蔬菜所呈现出的红、黄及橘红色便是类胡萝卜素所赐。

在全谷类及水果、蔬菜中均还有抗氧化物，而这些食品都是健康饮食的重要成分可以适当多吃。

◎ 稳定血糖靠含矿物质锌、铬、硒、钒的食物

矿物质又称无机盐，是构成人体组织和维持正常生理活动的重要物质。铁、锌、镁等都属于身体所必需的矿物质。这些矿物质对糖尿病也有很大的影响。下面我们就来看看饮食中的矿物质对糖尿病患者的影响。

饮食中的矿物质能影响胰腺的分泌功能或组织胰岛素的敏感性，从而导致糖尿病的发生；糖尿病患者由于体内代谢障碍，可造成多种饮食中的矿物质的吸收异常。影响胰岛素活性和糖脂代谢的矿物质主要有：铬、锌、铁、硒、钒、硼、锗、锂、铜、锰、镍、钨、钼和某些稀土元素，这些矿物质在糖尿病发病、并发症的发生和病程演化过程中起重要作用。下面介绍几种元素的作用。

铬

人体试验表明，糖尿病患者通过饮食补铬能改善糖耐量异常，降低胰岛素抵抗，减少降糖药或胰岛素需要量，在糖和脂质代谢中能辅助增强胰岛素的作用。含铬较多的食物有牛肉、黑胡椒、糙米、玉米、小米、粗面粉、红糖、葡萄汁、食用菌类等。

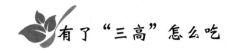

镁

人体内的镁含量减少会造成机体胰岛素敏感性下降，低镁饮食会造成胰岛素抵抗，而补镁可提高β细胞反应能力；镁含量的降低会造成血液高凝、脂质代谢紊乱、动脉粥样硬化、视网膜病变、血管紧张素Ⅱ作用增高和血压的上升等病变。镁主要存在于绿叶蔬菜、粗粮、坚果等食物中，尤其是叶绿素中，含有大量的镁。

硒

硒具有类胰岛素样作用，能降低血糖，抗动脉粥样硬化；清除自由基，保护膜的结构和功能；减少脂质过氧化，增加前列腺素合成，抗血小板聚集；抗高血压。同时，硒还能刺激葡萄糖转运。含硒丰富的食物首推芝麻、麦芽和中药材黄芪，其次是酵母、蛋类、啤酒，海产类主要为大红虾、龙虾、金枪鱼等。

钒

钒具有类胰岛素样作用，能降低空腹血糖，增加胰岛素敏感性，降血脂。谷类制品、肉类、鸡、鸭、鱼、小黄瓜等食物中含钒。

锌

锌是体内160种酶（包括三大物质代谢酶和胰岛素）的组成成分，能影响胰岛素合成、储存、分泌及胰岛素结构完整性，减少并发视网膜和周围组织神经病变。锌元素主要存在于海产品、动物内脏中。

铁

能减少自由基，减少糖尿病及并发血管病变。

锂

能阻断钙离子透过β细胞膜，使其不受类鸦片肽的影响，激活胰

岛 α$_2$-肾上腺素能受体，从而增强胰岛素敏感性，使肌糖原合成正常化。含锂丰富的食物有糙米、谷类、芝麻。

铜

能降血糖，缺乏可以使胰岛细胞内超氧化物歧化酶活性下降更易受自由基损伤。含铜丰富的食物有动物肝、肾、心、牡蛎、鱼类、瘦肉、豆类、芝麻、大白菜、萝卜苗、虾、海蜇、蛋黄、葡萄干等。

糖尿病患者因为血糖控制不佳，矿物质从尿液的排出就增多，从而导致大部分糖尿病患者不同程度的缺乏矿物质。而矿物质缺乏又会影响正常的新陈代谢，进一步促进糖尿病并发症的发生，所以稳定血糖还要多吃含有矿物质丰富的食物。

◎ 糖尿病患者要慎吃的食物有哪些

糖尿病患者的饮食一直饱受关注，比如糖尿病患者能否食用蜂蜜，就一直是许多中老年人关心的问题。明确告诉你，糖尿病患者要慎吃蜂蜜。什么食物是糖尿病患者应该慎吃的，一起来看看吧。

蜂蜜

糖尿病患者为什么要慎吃蜂蜜，还要从蜂蜜的成分说起，蜂蜜中约含85%的糖类，其中约45%是不经消化就可以直接吸收的葡萄糖，5%左右为易消化吸收的蔗糖。吃蜂蜜后由于其中所含的两种糖吸收既快又集中，血糖波动加大，糖尿病患者在血糖和尿糖还没有得到控制的情况下，吃蜂蜜只会使血糖更高，对疾病的治疗没有好处。蜂蜜除

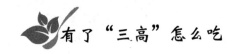

含葡萄糖、蔗糖外，还含有35%的果糖。果糖的吸收利用不受胰岛素制约，对血糖升高影响不大。据称，国外有些学者在蜂蜜中发现了一种类似胰岛素的物质，认为糖尿病患者可以吃蜂蜜。国内也有学者认为，蜂蜜能滋阴润燥，糖尿病患者吃蜂蜜不但无害，而且有辅助治疗作用。但考虑到蜂蜜中含糖量很高，所以在使用时，传统医学会持慎重态度，参考患者的血糖和尿糖的情况，辨证施治，不能认为所有糖尿病患者都可以服用的。总之，糖尿病患者在病情不稳定的情况下，还是慎吃蜂蜜为好，最好是在医生指导下食用。

南瓜子

糖尿病患者由于常有饥饿感，故多以花生和瓜子作为解馋的充饥食物。因为花生和瓜子味道鲜美，含糖少，吃上一点就有饱的感觉。虽然花生和瓜子含糖量低，但含有较多的脂肪，属于高热量食品。如果糖尿病肾病患者随意吃，不按照食物交换的方法减去相应的主食量或者进食过多，都会导致血糖、血脂的增高。有人说南瓜子有降糖作用，市场上还有用南瓜制的保健食品，专用于糖尿病患者。其实南瓜子有降糖功效的观点是错误的，南瓜子虽含有较少的糖及膳食纤维，但含有较高的脂肪和蛋白质，每100克南瓜子含46.7克脂肪，多食同样不利于控制糖尿病肾病患者的病情。对于坚果类的花生、瓜子，少吃则有利，多吃就有害。一般每日进食不带壳的坚果15～20克为宜。无论进食多少，都要严格将其热量计算入全天食物量中。

芝麻酱

芝麻酱气味芳香，味美可口，对普通人来讲，是非常好的营养食品。但是，面对这样香喷喷的食品，糖尿病患者必须忌口。芝麻酱属高蛋白食品，每100克芝麻酱含蛋白质20克，而糖尿病患者的蛋白质代谢经常是紊乱的，尤其是没有妥善控制时，其肌肉及肝中蛋白质合成减少而分解增多；如果此时摄入过多的芝麻酱，就可使血浆和组织蛋白质发生过度非酶糖化反应，影响蛋白质的排泄。因此，糖尿病患者切勿贪图美味而随意进食芝麻酱。

自饮食治疗被列为是糖尿病的治疗方法之以后，关于糖尿病患者能吃什么不能吃什么一直是各大论坛上讨论激烈的话题，这一节所讲的几种食物要慎吃。

◎ 增加膳食纤维对降低血糖有好处

对于糖尿病患者来说，膳食纤维好处很多，有"第七营养素"的美称。膳食纤维的作用可以归纳为以下几种。

（1）调节血糖作用。膳食纤维摄入胃肠后，吸水膨胀呈胶状，能延缓食物中葡萄糖的吸收，降低胰岛素需求量，减轻对胰岛细胞的负担，增进胰岛素与受体的结合，能起到餐后降低血糖的作用。

（2）膳食纤维可减少肠道对胆固醇的吸收，促进胆汁排泄，降低血胆固醇水平。

（3）促进肠道蠕动，缩短肠道内容物通过肠道时间，并软化大便，起到润便、解除便秘的作用。

（4）解毒作用。粗纤维在肠道内起高渗透压作用，从而对有害物质起到稀释作用，还可以与致癌物质结合，有人提出膳食纤维可降低结肠癌的发病率；由于肠蠕动加快，因此与有毒物质的接触时间减少。

另外，膳食纤维中的果胶可降低食物在肠道内的吸收效率，降低葡萄糖的吸收速度，使进餐后血糖不会急剧上升，有利于患者病情的改善。学者研究表明，食物纤维具有降低血糖的功效，经实验证明，每日在膳食中加入26克食用玉米麸（含纤维91.2%）或大豆壳（含纤维86.7%）。结果在28～30天后，糖耐量有明显改善。因此，糖尿病膳食中长期增加食物纤维，可降低胰岛素需要量，控制进餐后血糖的代谢，要作为糖尿病治疗的一种辅助措施。

膳食纤维多存在于粗粮和一些菜果中，例如，玉米、糙米、燕麦、白菜、油菜、菠菜、笋类、魔芋等，尤其是魔芋，主要成分为葡甘聚糖，是一种可溶性膳食纤维，热量很低，吸水性强，有良好的通便作用，在超市和商场都可以买到。

◎ 适合糖尿病患者的烹饪方式

糖尿病患者的饮食除了饮食种类和摄入量的控制很重要外，烹饪方法也需要认真选择，有的食物可能会因为烹饪方法不同而增加很多热量。糖尿病患者饮食应该以少油、清淡、低糖、易消化为主。以下几种烹饪方法值得推荐。

氽

将小型原料置于开水中快速致熟的烹调方法，多用于制作汤菜。氽法有两种形式：一种是先将汤和水用火煮，再投菜料下锅，加以调味，不勾汁，水一开即起锅，如氽丸子。另一种是先将原料用沸水烫熟后捞出，放在盛器中，再将已调好味的、滚开的鲜汤倒入盛器内一烫即成。这种氽法称汤爆或水爆，如三片汤。

氽的特点：汤多清鲜，菜肴脆嫩。

涮

涮也是汆的一种类型，用火锅将水烧沸，把切成薄片的主料投入其中，致熟供食的一种烹调方法。涮片蘸上调料，边涮边吃。一般植物性、动物性的原料均可选用，如涮火锅。

涮菜的特点：原汁原味，营养丰富。

蒸

蒸是以蒸汽为传导加热的烹调方法，使用比较普遍。它不仅用于蒸菜肴（如蒸茄子、清蒸鱼），还可用原料的初步加工和菜肴的保温回笼等。

蒸的特点：原汁原味，嫩香可口。

熬

将小型原料加汤水或调味品(葱、姜、料酒)用火慢煮致熟的烹调方法。原料可用蔬菜、豆腐、米类、豆类及动物类食物，最好将其切成片、块、丁、丝、条等形状，便于熟透入味，如白菜熬豆腐。

熬菜特点：操作简单，原料酥烂，有汤有菜。

拌

拌菜是用调料直接调制原料成菜的烹调方法。一般是将生料或熟料(多为动物性食品)切成较小的块、丝、条、片等形状。拌菜的调味品，主要是酱油、醋、香油、虾油、芝麻酱等，依个人口味而定。常见的拌菜有凉拌黄瓜、凉拌粉皮。拌菜多现吃现做，但要注意消毒，保持卫生，防止因饮食不洁导致疾病的发生。

拌菜特点：营养丰富，口感鲜嫩，清凉爽口。

炒

炒是一种用少油旺火翻炒原料成菜的烹调方法。适用于各类烹调

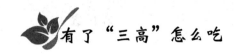

原料，原料要求加工成片、块、丁、丝、条状，以利原料快速成熟。注意炒制时油量要少，如干煸扁豆、清炒虾仁。

炒菜特点：软嫩适宜，咸香适口。

焖

焖是将食物经过煎、煸初步熟处理后，加调料小火长时间焖烧，收汁而成的一种烹调方法，如黄焖牛肉、黄焖仔鸡。

焖菜特点：菜肴酥烂，汁浓味厚。

烧

在少量油中，将生食物加上调料煸炒，等颜色变深以后再放入调味品和汤或水(水多于原料的1/4)，用温火烧至酥烂，最后在旺火上使汤汁浓稠，稍加明油即成。烧的另一种做法是在生食物中加上调料和水先煮一会儿，然后在微火上烧烂即成。避免使用上糖色的红烧法。

烧菜特点：味道醇厚，咸香味美。

煮

煮指食物在开水中煮熟食物的方法，如煮牛肉、煮鸡。

煮菜特点：有汤有菜，口味清鲜，不勾芡，汤汁多。

炖

炖是将原料加水，大火烧开后改用小火，加热至原料酥而汤汁醇厚的一种烹调方法，如清炖牛肉、清炖母鸡。

炖菜特点：味道醇厚，鲜香可口。

选择合适的烹饪方法对于保证糖尿病患者的健康很重要，比如汆、炖、蒸、拌等烹调方法，一般用油量较少，有的可完全不用油，同样能使食物味道鲜美。如清蒸鱼，仅放少许植物油即可，即使不放油也不影响其味道。凉拌海带、黄瓜等，只要把其他调料配好，不放油或仅放几滴香油即可。尽量少用煎、炸、红烧、爆炒等用油量大的方法，也不宜采用糖醋、糖渍、拔丝和盐腌、盐浸等方法。

◎ 糖尿病患者怎样吃甜食

确诊为糖尿病后，很多患者的第一反应就是"这辈子再也不能吃甜食了"，其实这是误解。糖尿病不是吃糖多惹的祸，而是胰岛素缺乏或胰岛素抵抗导致的慢性高血糖状态。虽然得了糖尿病以后吃糖要限制，但并不等于绝对不能吃甜食了。聪明的患者是可以既控制病情的，还能享受甜食乐趣。这一节教你怎么聪明地吃糖。

首先，应该明确甜食和糖是什么关系。

所谓"甜食"，是含有大量蔗糖、葡萄糖的食品，比如葡萄糖水、红糖水、蔗糖、雪糕、巧克力、冰激凌、月饼等。吃了这些食品，糖会很快被人体吸收，血糖陡然上升并会持续一段时间。而我们平时吃的粮食，如米饭、面条、馒头等，都是淀粉类食物，属于多糖，吃到体内经过代谢最终变成葡萄糖以提供能量。这些食物进到胃肠道逐渐被消化吸收，引起的血糖上升程度远不及进食同等量的甜食。进食100克米饭后血糖水平的上升与喝100毫升糖水或同等量的冰激凌后引起的血糖升高是不一样的，引起胰岛素的分泌也明显不同，这就是糖尿病患者"闻糖色变"的原因。

但糖尿病患者并不等于跟甜食绝缘了，在血糖稳定的情况下，适量进食一些甜食是可以的。这需要注意一是吃什么，二是吃多少，三是何时吃。不同的甜食所含的糖分是不一样的，这就需要计算所含热量，注意从主食中减去。例如，一个大苹果产生的热量就相当于50克大米。因此，一次进食的量不能多，如一次只能进食1~2片西瓜或半个苹果。至于吃的时间，建议在两餐之间吃，如上午的10点和下午的3~4点。主食少吃一点，加餐吃一点甜食，尤其适合用口服降糖药或胰岛素治疗餐后血糖仍高的患者，这样既可以使餐后血糖不至于过高，又不至于餐前发生低血糖。

具体到患者个人到底能吃多少甜食，这不是一个理论问题，而是一个实践问题，检测血糖就可以很好地给出答案。如果吃甜食后血糖明显上升，就说明您不适合吃这类食物，或者量吃多了。若能根据血糖检测结果精确调整饮食，这个问题则迎刃而解。

其实，糖尿病患者想吃甜品还有个办法，就是用甜味剂来代替糖。常用的甜味剂有甜叶菊糖、双歧糖、阿斯巴甜、木糖醇。它们的甜度远强于糖，但对血糖没有影响，热量极少或没有热量。需要注意的是，添加了甜味剂的食品并不真等于"无糖"，也不能多吃。例如"无糖月饼"，虽然不含蔗糖，但其主要成分是淀粉和脂类，可以产生高热量，进食后会明显升高血糖，切不可放开食用。

进食适量的糖，有抗酮体生成的作用。葡萄糖代谢的最终产物是水和二氧化碳，对人体无害，如何吃糖还要靠自己来把握。

◎ 为什么糖尿病患者要少食多餐

通常我们在非常饥饿的情况下就会吃得很多，我们也知道这样对肠胃非常不好，尤其是糖尿病患者，必须要做到少食多餐，但为什么要这样做，也许你还不是很清楚。下面我们用角色简要分析。

如果我们把体内的胰岛素比作人体内安保系统的"警察"，而外来的葡萄糖就是入侵人体的"小偷"。正常人体内的"警察"不但数目多，而且个个身强力壮，不管一次性进来多少"小偷"都能"一网打尽"。

而糖尿病患者体内的"警察"不但数目少，而且都有点"病快快"（也就是所谓的胰岛素抵抗），当一次性入侵的小偷少时，也能将这些"小偷"都消灭掉。但如果一次性入侵的"小偷"比"警察"多，"警察"力不能胜，入侵的"小偷"就幸存下来，一次性入侵的"小偷"越多，幸存下来的小偷就越多。这些"小偷"不但能幸存下来，甚至想打垮"警察"，随着幸存"小偷"的数量越来越多，"警察"的力量就越来越薄弱，最后保安防御系统彻底崩溃。

但如果"小偷"是多次少量入侵的，那么即便加起来的总量不少，"警察"的力量也能胜任，"小偷"就没有机会幸存下来。由此可见，少食多餐可保证餐后血糖不仅不高，而且也不增加空腹血糖。

身体是革命的本钱，为了我们的健康，更为了我们的家人，我们一定要听从医生的嘱咐，采用少吃多餐的进餐方式，做到这些就可以控制血糖，我们就可以每天简简单单、快快乐乐地生活了，远离疾病的折磨与痛苦。

所以对糖尿病患者来说，必须严格控制一次性进食的量，然后通过分餐和加餐补足所缺的营养。这样既稳定了即时的血糖，也稳定了第二天的空腹血糖，从长远来看，更是保护了胰腺的功能。

只要能做到严格控制一次进食量，糖尿病患者就可以自己选择喜欢的食物，也不必担心血糖飙升。

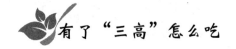

◎ 糖尿病患者能不能吃海鲜

很多糖尿病患者担心吃海产品会影响血糖，那么真的是这样吗？糖尿病患者能吃海鲜吗？这一节我们解决这些问题。

海鲜的主要营养价值在于蛋白质含量高且易于消化，而大部分海鲜的脂肪和胆固醇含量较低，脂肪主要以多不饱和脂肪酸为主，特别是深海鱼中含有丰富的ω-3脂肪酸，对维持心血管的正常功能具有重要作用。这对于包括糖尿病患者在内的慢些疾病患者有效补充蛋白质，同时避免过多摄入脂肪和胆固醇显得尤为有益。海鲜含糖量较低，血糖指数很低，不会引起血糖的过快升高。因此，只要不存在过敏问题，无肝、肾功能障碍，无痛风症的糖尿病患者是可以适量进食海鲜的。

蛋白质、脂肪、糖类这三大营养素在体内会相互转化，即使一口饭不吃，进食大量的鱼、虾等食物，其中的蛋白质所含的生糖氨基酸也会转化成葡萄糖，从而导致血糖难以控制。

但是糖尿病患者多食海鲜，会因为过多摄入蛋白质并不能在体内储存。相反，过量的蛋白质代谢后的含氮废物可能增加肾脏的负荷，这是糖尿病患者应该避免的。

糖尿病患者每周吃多少海鲜为宜呢？无肝、肾功能障碍的糖尿患者每周可进食2～3次的海鲜，每次150～200克。

糖尿病患者吃海鲜还要注意一些问题：禁用任何可引起自身过敏的海产品；一次进食大量海鲜（如吃海鲜大餐，或仅吃海鲜而无其他食物等）是不合适的；避免进食虾头、鱿鱼、蟹黄、鱼子等高胆固醇的食物；注意烹调卫生，避免进食被污染的或腐败的海产品，以防食物中毒；还要注意应该适量，不可吃得过多。

◎ 糖尿病患者如何正确选择食用油

食用油中最重要的营养素是脂肪酸，而脂肪酸的比例是否合理是食用油的营养核心。脂肪酸可以分为饱和脂肪酸和不饱和脂肪酸，后者又包括单不饱和脂肪酸（如油酸）和多不饱和脂肪酸（如亚油酸、亚麻酸）。衡量食用油的营养价值有两个指数，一是不饱和脂肪酸的含量；二是必需脂肪酸的含量。含饱和脂肪酸过高的食物可以导致血浆胆固醇升高，相反摄入不饱和脂肪酸可以降低血浆胆固醇水平。

糖尿病患者多伴发高甘油三酯血症、低密度脂蛋白胆固醇升高与高密度脂蛋白胆固醇减少。为防止和延缓糖尿病患者的心血管并发症的发生，饱和脂肪酸的摄入要适量，宜提倡多用不饱和脂肪酸的食物，限制富含饱和脂肪酸的食物。

根据脂肪酸组成可以将食用油脂分为以下几类。

饱和脂肪酸油脂，如猪油、牛油、羊油等动物油脂。

单不饱和脂肪酸（油酸）油脂，如橄榄油、茶籽油、花生油、菜籽油等。

多不饱和脂肪酸，如葵花籽油、大豆油、玉米油、红花籽油、芝麻油及亚麻油等。

不饱和脂肪酸又可以进一步分为亚油酸型（如葵花籽油、大豆油、玉米油、红花籽油）和亚麻酸型（亚麻油、大豆油、茶籽油）。由此可见，没有哪一种食用油能够完全满足人类的营养需求，经常换着吃可以更好地保证自身的营养全面与身体健康。

在单一油种方面，大豆油的营养价值相对较高，特别是在脂肪酸组成方面比较全面，而且大豆油几乎是市场上价格最低的食用油，因此很多购买力比较弱的人群反而吃到了营养价值比较全面的大豆油。

近年来，橄榄油的市场宣传力度较大，因此，很多经济条件较好的糖尿病患者开始向橄榄油蜂拥而至，极为追捧。但是正如前所述，橄榄油富含单不饱和脂肪酸，胆固醇含量很低，对预防糖尿病性心血管疾病很有好处，但是其多不饱和脂肪酸（亚油酸、α-亚麻酸）含量很低，特别是α-亚麻酸几乎没有。而亚油酸、α-亚麻酸为人类必需脂肪酸，长期单用缺乏亚油酸、α-亚麻酸的橄榄油显然对身体不利。

调和油是根据使用需要，将两种以上经精炼的油脂按比例调配制成的食用油。调和油一般选用精炼大豆油、菜籽油、花生油、葵花籽油等为主要原料，还可配有精炼过的玉米胚芽油、茶籽油、芝麻油、亚麻籽油、红花籽油、小麦胚芽油等特种油脂。目前市面上的食用调和油结合了中国人饮食的实际情况，能够使人体对脂肪酸的摄入量达到1:1:1的最佳比例，并且富含维生素，而且还保留了花生油、芝麻油等油种具有的特殊香味，炒菜时色香味俱佳。因此，从营养均衡的角度来看，调和油也是糖尿病患者科学用油的理想之选。

如果有可能，就应尽量多尝试一些不同的食用油，而不要老是盯着一种油吃，因为不同的食用油的营养价值也有所差别，经常换着吃可以互相补充各自的不足。

◎ 当肚子唱"空城计"的时候怎么办

饮食治疗糖尿病是每个糖尿病患者都要重视的，饥饿感也是糖尿病患者总是遇到的一种反应。它因糖尿病而引起，也将因糖尿病病情的好转及患者的适应调整而减轻或消失。那么糖尿病患者怎么应付饥饿呢？可采取下述办法来应付饥饿感的发生。

主食不能吃得过少

主食是机体热量的主要来源，不能吃得过少。一般来说，轻体力劳动者每日主食量为300～400克，重体力劳动者每日则应达到500克以上。

少量多餐

将每日饮食总量分配到4～5餐中，白天每3～4小时进餐1次，睡前1～2小时少量加餐。这样，既能避免餐后高血糖，又可避免"饿得慌"的现象。

荤素搭配

不要单纯吃素，而要荤素搭配。但要注意控制动物脂肪的摄入，瘦肉和鱼虾也可适当吃一些，这样可以延缓胃排空速度，避免时常产生饥饿感。

多吃蔬菜

进餐时，多吃一些蔬菜，餐后还可吃点含糖量低的水果，以增加饱腹感。

身边常备零食

糖尿病患者需要在身边常备一些糖果、饼干和含糖类饮料，一旦出现饥饿感即吃几块饼干和喝几口饮料。

最后，是对于这种饥饿问题，糖尿病患者也要从心理上克服，因为在糖尿病治疗过程中，前两天因饮食控制出现饥饿是正常的，所以不要一饥饿就大吃狂吃。

饮食是治疗糖尿病的基础，每个糖尿病患者都必须严格遵守，这样才能有效地控制糖尿病的发展。糖尿病患者平时感到饥饿时，一般都需要控制饮食，生活中注意以上说的几点即可。

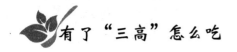

◎ 糖尿病患者对维生素的进补原则

很多人都以为糖尿病是一种简单的病种，以为可以随便进行任何维生素进补，却不知道糖尿病患者的病情比较复杂，情况多种多样。首先如果是单纯的Ⅱ型糖尿病又没有并发症其实也很简单，不过一旦出现急性并发症（如酮症酸中毒）、慢性并发症，全身状况就比较复杂。因此，糖尿病的维生素进补须根据以下四大原则来进行，也就是四种不同的病情。

第一个原则，单纯糖尿病患者情况

单纯糖尿病情况下适合补充维生素B族，2型糖尿病的主要代谢特征是胰岛素抵抗。因为胰岛素抵抗，机体错误地认为"血糖不足"，就要动员脂肪和蛋白质分解，来生成血糖。在这个过程中会消耗大量的维生素B族，如生物素。因此，糖尿病患者应该适当补充维生素B族，也可食用富含生物素的食品，如酵母、动物肝脏、大豆、蛋黄等。

第二个原则，糖尿病伴并发症者情况

糖尿病并发症患者情况适合补充维生素C、维生素E和微量元素硒，如果糖尿病的病情进一步发展，就很容易并发糖尿病血管症状。主要有大血管病变，包括冠状动脉、脑动脉的粥样硬化；也有微血管病变如糖尿病肾病和视网膜病变。适量地补充维生素C，可以增加生成血管的胶原成分的形成。此外，维生素C、维生素E和微量元素硒可以抗脂质过氧化，对预防粥样硬化有积极的作用。同时，因糖尿病易形成感染，维生素C还可以增强机体抵抗力，降低感染发生率。

第三个原则，糖尿病产生神经病变者情况

糖尿病产生神经病变者情况适合补充维生素B_1和维生素B_{12}。糖尿病另一大并发症是神经病变，患者出现肢体感觉异常，如麻木、疼痛、瘙痒等，还有肌张力下降、肌肉萎缩甚至麻痹。服用维生素B_1和维生素B_{12}可减少和缓解末梢神经炎等糖尿病神经病变。

第四个原则，糖尿病伴眼部病变者情况

糖尿病伴眼部病变者情况适合补充优质蛋白质等针对糖尿病视网膜病变以外的其他眼病，如白内障、青光眼和虹膜睫状体病变，可以适当补充优质蛋白质、维生素A、维生素B_1、维生素B_{12}、维生素C，微量元素如锌、硒等。

糖尿病患者可以根据以上四种原则糖尿病患者来制定自己的维生素进补计划，同时加上自己适量的运动，糖尿病症状一定能够得到改善。

◎ 糖尿病患者喝水有讲究

根据有关资料分析统计，因限制饮水而诱发病情加重的患者，占糖尿病患者的一至二成。实际上，糖尿病患者不但不能限制饮水，还应适当多饮水。糖尿病患者多饮水，是对人体失水的一种保护性反应，而且还有改善血运、促进循环、增加代谢及消除酮体等作用。糖尿病患者处于高血糖状态，会刺激下丘脑的渴感中枢而致口渴，饮水后可使血浆渗透压下降或恢复正常，起到降血糖的作用。如果限制饮水，就会导致血容量减少，进而血糖升高，还会加重高渗状态，对病情非常不利。

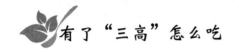

需要注意的是，如果等到口渴才喝水，就已经迟了，这时血糖已经发生了一定程度的波动。因为人体内缺水必须达到一定程度后，才会有口渴的感觉，轻度的缺水并不一定引起明显的口渴症状。

那么，糖尿病患者每天要补充多少水？建议糖尿病患者也应像普通人一样，除了饮食中有部分水，每天还应喝1600～2000毫升的水（相当于200毫升的杯子8～10杯水）。摄入蛋白质食物多、锻炼强度大、出汗多、沐浴等情况下，都应适当多喝水。

另外，牛奶、豆浆是糖尿病患者补充水分的好饮料，每天喝牛奶、豆浆能改善缺钙状况，豆浆还含有一定量的膳食纤维，因而更适合比较肥胖、高脂血、高血压的糖尿病患者饮用。

◎ 糖尿病患者如何吃水果

很多糖尿病患者不敢吃水果，因为很多水果吃起来很甜，其主要成分是糖，如葡萄糖、果糖和蔗糖等。一些水果中还含有少量的淀粉，如苹果、杧果和香蕉等。若食用不当，则可升高血糖，使病情出现反复。长期以来，水果被排除在糖尿病食品之外，有些人甚至到了"谈水果色变"的程度，多数患者都有"家人吃瓜我吃皮"的经历。其实糖病尿患者只要在吃水果的时候注意一下时间和品种，以及身体是否不适即可。

在空腹血糖控制在140毫摩尔/升以下，餐后2小时血糖控制在180毫摩尔/升以下，糖化血红蛋白控制在7.5%以下，没有经常出现高血糖或低血糖的时候，是可以吃水果的，不是这种情况的话，您就先吃点黄瓜、西红柿等代替水果吧。

水果一般作为加餐食用，也就是在两次正餐中间〔如上午10点或下午3点）或睡前1小时吃，这可以避免一次性摄入过多的糖类而使胰腺负担过重。一般不提倡在餐前或餐后立即吃水果。

根据水果对血糖的影响，每天可食用200克左右的水果〔可提供约376.7千焦（90千卡）的热量〕，同时应减少25克（半两）的主食，这就是食物等值交换办法，以使每日摄入的总热量保持不变。

各种水果的糖类含量为6%～20%，应选择含糖量相对较低及升高血糖速度较慢的水果。不同的糖尿病患者对水果糖分的敏感度可能有一定的差异，可根据自身的实践经验病做出选择。一般而言，猕猴桃、草莓等含糖量较低，对糖尿病患者较为合适，而香蕉、红枣、荔枝、红果、菠萝、甜橘、葡萄等含糖量较高，糖尿病患者不宜食用。

为糖尿病患者挑选水果时，最重要的是看其所含糖分和淀粉的含量的高低。一般每100克水果中含糖量少于10克的水果是比较适合糖尿病患者的，这些水果都有哪些呢？

柚子

柚肉中含有非常丰富的维生素C以及类胰岛素等成分，故有降血糖、降血脂、减肥、美肤养容等功效。经常食用，对高血压、糖尿病、血管硬化等疾病有辅助治疗作用，对肥胖者有健体养颜的功能。柚子还具有健胃、润肺、补血、清肠、利便等功效，可促进伤口愈合，对败血症等有良好的辅助疗效。

柠檬

柠檬具有预防和减少糖尿病并发症的作用。这主要是因为其中含有一种特殊成分圣草枸橼苷。实验证明，它可以大大减少糖尿病患者肝脏、肾脏以及血液中过酸化脂肪的含量。柠檬还是预防心血管病的食物，高血压、心肌梗死患者常喝点柠檬饮料，对改善症状有很大益处。

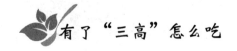

番石榴

番石榴果实营养丰富，具有保健养颜的功效，维生素C含量很高。番石榴色、香、味俱佳，外形色泽十分诱人，味道清甜，果肉嫩滑脆口。番石榴有降血糖作用，对糖尿病患者有独特的功效；含纤维高，能有效清除宿便。

除了上面详细介绍的几种水果外，橙子、桃子、李子、杏、枇杷、菠萝、草莓、樱桃等也是比较适合糖尿病患者食用的。

◎ 糖尿病患者的饮食要私人定制

在饮食方面，糖尿病患者知道不吃什么、有何禁忌，对于一些指导，在一两个星期内为控制病情恶化可以忍受执行，但长期依从性差，很难坚持下去。所以，我们不妨为糖尿病患者的饮食来个私人定制。其实质就是再强调糖尿病患者饮食的调养原则。

合理控制总热量

肥胖患者应先减轻体重，减少热能的摄入。消瘦患者应提高热能的摄入，增加体重，使之接近标准体重。孕妇、乳母、儿童要增加热能的摄入，维持其特殊的生理需要和正常的生长发育。

糖类不宜控制过严

原则上应根据患者的具体情况限制糖类的摄入量，但不能过低。饮食中糖类太少，不易被患者耐受，同时，机体因缺少糖而利用脂肪代谢供给热能，更容易发生酮症酸中毒。

减少脂肪摄入

脂肪的摄入应根据患者的具体情况而定。高脂肪饮食可妨碍糖的利用，其代谢本身会产生酮体，容易诱发和加重酮症酸中毒。肥胖患者应严格限制脂肪的摄入，每日不宜超过40克。消瘦患者由于糖类限量，热能来源不足，可相应提高脂肪摄入量。

蛋白质的供应要充足

患者饮食中的蛋白质供应要充足，摄入量要与正常人相当或稍高。有并发症时，应按医生的指导决定蛋白质的摄入量。

适当补充维生素、矿物质和微量元素

在感染、并发其他疾病或控制不良的情况下，更要多补充些。特别是要注意维生素B_1的供应。一般谷类食品中含维生素B_1较高，由于糖尿病患者饮食限制主食的摄入量，往往造成维生素B_1来源的不足，容易出现因缺乏维生素B_1而引起的神经系统疾患。维生素B_{12}可以改变缓解神经系统症状，维生素C可以预防微血管病变，这些维生素都应当适当补充。饮食中钠盐不宜过多，高钠易诱发高血压和动脉硬化。锌的供给不足可以使胰岛素分泌减少。饮食中锌最好的来源是肉类、海产品和家禽。

食物中要富含膳食纤维

膳食纤维可使葡萄糖的吸收减慢，改善葡萄糖耐量试验，降低空腹血糖和餐后血糖浓度，并可降低血脂浓度，还可以预防心血管疾病、慢性胆囊炎、胆石症等并发症。食物纤维最好食用来自天然的食品。

糖尿病患者每日进食量的分配

应当强调糖尿病患者少食多餐，这样可以避免饮食数量超过胰岛素的负担，使血糖不至于骤然升高。有的患者为了降低血糖想取消早

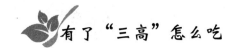
餐，只吃午、晚餐，或者认为只要主食量不变，餐次可以随便，这些做法是不可取的。对于病情稳定的轻型患者，一日至少要保证三餐，基本保证定时定量。三餐的主食量可做如下分配：早餐1/5，午餐2/5，晚餐2/5；或者各按1/3量分配。对于注射胰岛素或用口服降糖药治疗病情仍不稳定的患者，必须每日进食5～6餐。可从三餐匀出25～50克主食作为加餐用，特别是上午9点和晚上临睡前的加餐十分重要。

固定三餐的主食量

根据患者体力活动的需要，将每日三餐中的主食分4种分配方式。

休息患者：每日250～300克。

轻体力劳动和脑力劳动患者：每日250～300克。

中等体力劳动患者：每日300～350克。

重体力劳动患者：每日400克以上。

当体重保持正常，每日总热量及进餐次数形成规律之后，三餐的分配量不得更改，三餐也不可两餐用，否则会打乱体内的代谢过程，对糖尿病病情的控制产生不良的影响。因此，每日的进食规律应坚持下来，保证疗效。

◎ 糖尿病患者的一周食谱

糖尿病患者到底怎么吃，吃什么，上面已经大致讲清楚了，这一节我列举一下大多数患者反馈给我们营养教育中心的效果较好的食谱，大家可以照着吃。

周一

早餐：牛奶200克，鸡蛋羹50克，全麦面包50克，洋葱拌鸡丝（鸡胸肉50克、红黄甜椒50克、洋葱50克）。

餐间：梨150克。

午餐：二米饭（糙米50克、大米50克），炒香菇油菜（香菇50克、油菜100克），海鲜汤（蛤蜊200克、白菜100克、豆腐50克、木耳30克）。

晚餐：花卷（白面100克），南瓜小米稀饭（小米20克、南瓜100克），蒜薹炒肉（蒜薹100克、瘦肉30克），凉拌苦瓜100克。

周二

早餐：豆腐脑250克，二面煎饼（荞面50克、白面30克、西葫芦100克、葱20克），烤虾仁50克。

餐间：苹果150克。

午餐：饸饹面（白面50克、豆面50克），炸酱（牛肉碎50克、西红柿150克、土豆丁50克、胡萝卜丁50克、木耳30克），凉拌芹菜100克。

晚餐：素包子（韭菜100克、鸡蛋50克、豆腐干30克、香菇30克），蒜瓣黄瓜（黄瓜100克、蒜3克），绿豆汤（绿豆30克）。

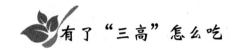

周三

早餐：牛奶燕麦（牛奶200克、燕麦15克、鸡蛋50克），二面馍（白面30克、玉米面20克），牛肉30克，西兰花150克。

餐间：猕猴桃150克。

午餐：粳米饭100克，清蒸鱼（鲑鱼100克、葱20克、姜5克），长山药炒木耳（长山药100克、水发木耳50克），凉拌菠菜100克。

晚餐：鸡汤面（面100克、清鸡汤200克、西红柿100克、胡萝卜50克、丝瓜50克、香菜5克），拌海带丝100克。

周四

早餐：蔬果汁（胡萝卜50克、草莓50克、香蕉50克、酸奶50克、牛奶100克），面包50克，核桃仁15克。

餐间：柚子100克。

午餐：豆角肉焖面（豆角100克、西红柿50克、瘦肉丝50克、面100克、油5克），拍黄瓜（黄瓜100克、蒜4克）。

晚餐：花卷（白面80克）、清炒四季豆（四季豆100克），尖椒土豆丝（尖椒30克、土豆80克），白果银耳汤（白果10克、杏仁10克、水发银耳30克、枸杞5克）。

周五

早餐：黑米粥（黑米10克、黑豆10克、红米10克、莲子5克、百合5克、薏米10克、核桃5克、芝麻5克），青红椒蘸酱（青红椒150克、沙拉酱15克）。

餐间：橘子100克。

午餐：南瓜大米饭（南瓜100克、大米100克），鲜虾炒豆腐（虾仁50克、草菇20克、嫩豆腐100克、葱10克、姜5克），炒莜麦菜100克。

晚餐：牛肉水饺（牛肉50克、芹菜100克、葱20克、姜5克、饺子皮200克），沙拉生菜（生菜100克、沙拉酱10克）。

周六

早餐：豆浆350克，三明治（面包50克、牛肉50克、奶酪10克、生菜50克），洋葱拌青椒（洋葱30克、青椒50克）。

餐间：火龙果150克。

午餐：南瓜饼（南瓜100克、糯米50克），拌汤（面50克、西红柿50克、绿色菜50克、鸡蛋50克），凉拌芥菜100克。

晚餐：大米饭100克，水煮鱼（鱼50克、西红柿100克、豆腐50克、白菜100克、姜5克），凉拌笋丝（莴笋100克、南瓜子15克）

周日

早餐：馄饨（瘦肉50克、葱20克、西红柿100克、菠菜50克、馄饨皮60克），荸荠100克，圣女果50克。

餐间：猕猴桃100克。

午餐：炒饭（大米50克、洋葱50克、青椒50克），冬瓜排骨汤（冬瓜100克、排骨200克、姜5克）。

晚餐：葱花烙饼（白面100克、葱20克、盐1克、油2克），清蒸茄子（茄子100克、蒜5克、盐1克、香油2克），小米绿豆稀饭（小米15克、绿豆15克）。

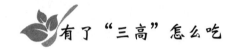

◎ 糖尿病患者如何在外就餐

不想聚餐却又无法推辞？糖尿病患者由于治疗的需要，每天都要控制自己的饮食，而外出聚餐却常常打乱糖尿病患者的治疗方案。所以，建议"饭局"不断的糖尿病患者还是多学点"点餐技巧"，让自己的血糖少遭殃。

坚持自己的吃饭顺序

常见的"凉菜—热菜—汤—主食"上菜顺序并不适合糖尿病患者。一般来说，胰岛素会在餐前注射，某些降糖药也要求和第一口饭一起吃。平时在家里，用完药就可以马上吃饭，以保持血糖稳定。但外出下馆子，用餐时间拉长，且先上桌的都是以蔬菜和肉类为主的凉、热菜，糖类供应跟不上，可能会导致低血糖。所以，糖尿病患者在外就餐时，应该主动要求先给自己上一份主食，配着菜一起吃。

控制好点餐内容

糖尿病患者要控制主食以及含淀粉类(土豆、薯类)食物，若吃含淀粉类食物，则应减少主食量。除了三大营养物质以外，糖尿病患者应该注意多吃蔬菜，尤其是绿叶菜的茎叶，蔬菜数量可以占到全餐量的一半；餐后可以适当进食水果。

研究证明，荞麦、苦瓜、卷心菜等是糖尿病患者最佳保健食品，应多端上糖尿病患者的餐桌。此外，菠菜、芹菜、油菜、韭菜、白菜、黄瓜、冬瓜、茄子、番茄、丝瓜、菜花、笋、豆芽等都是含糖、含热量较低的蔬菜，有利于减轻饥饿感和降低餐后血糖，糖尿病患者可以适当多点。

只要足够注意这两个方面，在外就餐基本不会有什么问题，也能开开心心地和大家聚会。

第六章

关于"三高"吃饭那些事儿

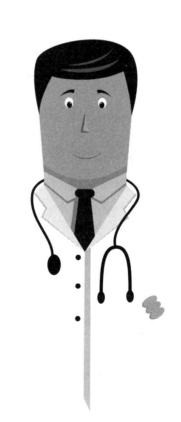

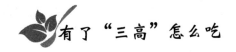

◎ 预防"三高"要五色食物平衡

饮食中的五色是指食物的五种天然颜色，即白、黄、红、绿、黑。我们吃饭的时候，只有五色平衡才会达到平衡养生的效果，尤其是对于预防"三高"非常有效。下面我就具体讲和五色有关的食物及营养价值。

白色是指主食米、面及杂粮。这些都是供人们饱腹和提供热量的食物，人体生长发育的生理活动所需热量的60%以上是由此类食物供给的。

黄色代表各种豆类食物。这些食物富含植物蛋白质等营养素，其中又以豆腐、豆芽菜最易消化吸收。

红色代表畜禽肉类。这些食物含丰富的动物蛋白及脂肪等营养素，按照对人体健康的有益程度而先后排列为鱼肉、鸡肉、牛肉、羊肉、猪肉等。不过此类食物所含动物脂肪较多，所以不宜多食。

绿色代表各种新鲜蔬菜和水果。这些食物是提供人体所需维生素、纤维素和矿物质等营养素的食物，以深绿色的叶菜为最佳。

黑色代表可食的黑色动植物。如乌鸡、甲鱼、海带、黑米、黑豆、黑芝麻及各种食用菌。这些食物含维生素和微量元素最丰富，且含丰富的优质物蛋白及其他养分。

如果你每天的餐桌上都"五彩缤纷"，就可做到营养均衡。这样既不会发生营养不良，又不至于因营养过剩而诱发"三高"等现代文明病。

◎ 五味平衡保健康

人们的口味千差万别，酸、甜、苦、辣、咸，各不相同。这五种类型的味道，不仅是人类饮食的重要调味品，可以增进食欲，帮助消化，也是人体不可缺少的营养物质。我们为了自己的健康，各种味道的食物都应该均衡进食，预防因为饮食不合理带来的"三高"问题。

酸、苦、甘、辛、咸味道不同，作用也不同。从营养健康学和传统医学的观点来讲各有以下功效：

酸入肝

传统医学认为"酸入肝"。酸味食物有增强消化功能和保护肝脏的作用，常吃不仅可以助消化，杀灭胃肠道内的病菌，还有防感冒、降血压、软化血管的功效。以酸味为主的乌梅、山茱肉、石榴、西红柿、山楂、橙子，均富含维生素C，可防癌、抗衰老，防治动脉硬化。

苦入心

古有"良药苦口"之说。我认为"苦味入心"。苦的食物能泄、能燥、能坚阴。泄有通泄、降泄、清泄的意思。苦味具有除湿和利尿的作用。有苦味的食物有橘皮、苦杏仁、苦瓜、百合等；常吃苦味儿食物对身体非常有利，比如吃苦瓜能治疗水肿病，还有减肥的功效。

甜入脾

传统医学认为"甜入脾"，主要是说食甜可补养气血，补充热量，解除疲劳，有调胃解毒、和缓、解痉挛等作用。甜味食物有红糖、桂圆肉、蜂蜜、米面食品等。这个观点和营养学上是一致的。

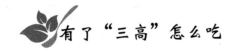

咸入肾

我们常说"盐是调味之王"。意思是和传统医学上说的"咸为五味之冠，百吃不厌"是一致的。"咸入肾"指有调节人体细胞和血液渗透、保持正常代谢的功效。呕吐、腹泻、大汗之后宜喝适量淡盐水，以保持正常代谢。咸味有泻下、软坚、散结和补益阴血等作用。咸味食品有如盐、海带、紫菜、海蜇等。

辣入肺

辣入肺是指辣有发汗、理气之功效。人们常吃的葱、蒜、姜、辣椒、胡椒，均是以辣为主的食物，这些食物中所含的"辣素"既能保护血管、又可调理气血、疏通经络。经常食用，可预防风寒感冒。但患有痔疮、便秘、神经衰弱者不宜食用。

只有五味平衡才有利于健康，因此，我们在选择食物时，必须五味调和，这样才能保证各种营养素均衡。若五味过偏，则会引起疾病的发生。《黄帝内经》就已明确指出："谨和五味，骨正筋柔，气血以流，腠理以密，如是则骨气以精，谨道如法，长有天命。"说明五味调和得当是身体健康、延年益寿的重要条件。

要做到五味调和，还要注意以下几点：一要浓淡适宜。二要注意各种味道的搭配。酸、苦、甘、辛、咸相互辅佐、搭配得当，饮食具有各种不同特色。三是在进食时，要做到味不可偏亢，偏亢容易伤及五脏，对健康不利。

五味平衡保护我们的身体不受外邪入侵。维护我们的健康，让我们从吃开始吧。

◎ 不吃早餐的危害知多少

根据我们的研究证实，早餐是一天营养的主要来源，是一天中最不容易转变成脂肪的一餐。其中，早餐、午餐和晚餐的比例最好是3：2：1，如果每天不吃早餐只会让午餐吃得更多，更别提不吃早餐了！那么，如果不吃早餐又会怎样呢？下面就列出不吃早餐的危害。

易得胃病

经过一夜的休整，人体的肠胃处于空虚状态，胃酸却从未停止过分泌，如果不吃早餐，就会致使胃酸积累过多。这就是很多人因为不吃早餐而导致各种胃病的根源所在。

易患胆结石

不吃早餐，胃在没有食物的情况下，照样也要蠕动，晚间所分泌的胃酸便会刺激胃壁，不但会损伤胃黏膜，还会因胆囊中的胆汁没有机会排出，而使胆汁中的胆固醇大量析出、沉积，久而久之，使人易患胆结石症。国外研究证实：在20～35岁女性胆石症患者中，80%～90%的人都有不吃早餐的坏习惯。

易发心肌梗死

美国的心血管病专家向不吃早餐者频频发出警告：如果早晨胃中没有食物，人体血液里就会形成更多的B型血栓球蛋白，这是一种能导致血液凝固的蛋白质，使人易患心肌梗死而造成悲剧。

容易形成血栓

不吃早餐的人血小板比那些吃早餐人的血小板更容易黏稠与凝

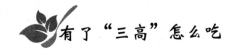

集，从而特别容易形成血栓，引发卒中等心脑血管疾病。

容易发胖

不吃早餐，吃中餐和晚餐时，必然会吃下过多的食物，尤其是晚餐，饭后不久就睡觉。机体来不及消化吸收，长此以往，身体不堪重负，使得热量过剩，极易造成脂肪堆积，使人发胖。所以，不吃早餐才是肥胖的原罪，要减肥先吃好早餐。

加速衰老

不吃早餐，人体只能动用体内储存的糖原和蛋白质，久而久之会导致皮肤干燥、起皱和贫血，加速衰老。

不利于孩子发育

有报道称，经常吃早餐的孩子在学校的表现会更好。而孩子是否习惯吃早餐很大程度上受父母的影响。

看看不吃早餐有这么多可怕的后果，不仅仅是带来"三高"的隐患，你还能不重视吗？健康的生活从吃好第一顿饭开始吧。

◎ 早餐，你会吃吗

同样是吃，一顿质量好的早餐让你精神焕发，开始朝气蓬勃的一天；一顿只为填饱肚子而吃的早餐，很可能除了让你聊以自慰"我吃了早餐"之外，毫无益处。也许很多人会惊诧道："啊？我吃错什么了？""什么是不适合早餐吃的？""早餐该吃什么？""我怎么知道如何搭配？我又不是营养师！"今天，我就来讲讲怎么吃早餐更营养、更健康。

食物种类要丰富

一日之计在于晨，丰盛的早餐是美好一天的开始。荤素搭配，粗细合作，一顿营养充足的早餐应该包括馒头、包子、面包、粥等糖类，肉类、鸡蛋、牛奶等含有优质蛋白质的食物，新鲜的蔬菜和水果也不可少。

干稀搭配，柔软适口

早晨，我们刚刚从睡梦中醒来，身体的各个器官和组织还处于呆滞状态，面对食物会表现出食欲缺乏，胃口不佳。如果准备的早餐是油腻、干硬、刺激的食物，在口腔里会难以下咽，吃进胃里容易引起消化不良。馄饨、汤面、豆浆、牛奶、米粥温和不刺激，都是早晨不错的选择。

清爽温热宜暖胃

我们的身体喜欢温暖的环境，身体温暖，微循环才会正常，氧气、营养及废物等的运送才会畅通。早晨选择生冷食物，会伤到我们的胃气，原本就处于收缩状态的神经、肌肉和血管因为生冷食物的刺激而进一步挛缩，血液流通不畅。如果习惯了早起喝冰牛奶、冰果汁、冰红茶、冰咖啡，慢慢你就会发现，自己的皮肤越来越差，喉咙好像隐隐有痰，三天两头感冒，大便变稀，这都是生冷食物在作怪，伤害到了我们自身的免疫力。早上起床，喝一杯热热的豆浆或是牛奶、芝麻糊、燕麦片都很好，这些食物可以帮助我们调养胃气。

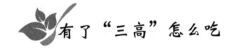

维生素不可少

我们的早餐大多都是由豆浆、油条、包子、稀饭、牛奶、面包组成的，常常忽视了蔬菜和水果。它们不必多，却必不可少，这是因为膳食纤维和水溶性维生素大部分要靠它们提供。白菜、卷心菜、胡萝卜、苹果等都适合早餐食用。

知道了早餐饮食的搭配原则，就该立刻行动起来，寻找一款适合自己的养胃方案，维护自己的健康。

◎ 吃午餐的关键是什么

午餐要么是大鱼大肉，要么是外卖，要么是自己胡乱凑合一下，相信这是大多数人的吃法。其实吃好午餐的关键在于合理搭配营养，以下几个简单的午餐原则和禁忌就是我多年工作中总结到的，只要你注意一下就可以吃到一顿营养丰富的午餐。

荤素搭配

很多年轻人为了保持苗条的身材而选择素食，还有些工作狂为了提高工作效率而坚持中午素食，以为吃了荤菜会导致思维不清。殊不知，午餐时补充必要的优质蛋白质和脂肪是提高工作效率、保持机体活力的不二法则。

我们所说的荤菜是指猪肉、鸡肉、牛肉、鱼肉等肉类食物，它们含有丰富的蛋白质、脂肪、各种脂溶性维生素和钙、铁等矿物质，具有提高大脑思维能力、记忆力和理解力的作用。既然荤菜这么好，那么午餐只要一个荤菜到底行不行呢？这种做法当然不可取，荤菜虽好，却不是万能的，膳食纤维、水溶性维生素等营养素在荤菜中含量微乎其微，这些营养素对保持健康也是不可或缺的，因此，午餐应该做到荤素结合，全面补充人体所需的营养物质。

粗细搭配

所谓粗粮是指大米和面粉以外的粮食，玉米、小米、高粱、燕麦、荞麦、红薯、土豆都是粗粮大家庭的成员。粗粮含有丰富的不可溶性纤维素，还可以降低血液中低密度胆固醇和甘油三酯的浓度，降低患高血压、糖尿病、肥胖症和心脑血管疾病的风险。比如往大米里加点各种豆类，或者加点薯类，都是很好的搭配。

颜色搭配

颜色不同的食物所含营养是不同的，如果只吃一种颜色的食物，久而久之就会导致营养不良。一日三餐中，五种颜色的食物应该都有摄入，午餐是三餐中的重头戏，起着承前启后的作用，中午的菜色可以丰盛些，挑选时应注意颜色的搭配。比如，我这里一个很经典的食谱，木耳肉片+炝炒莴笋+番茄蛋花汤+米饭，这顿饭兼顾了五种颜色，大家在日常生活中只要注意搭配，就可以吃上美味又营养的午餐。

干稀搭配

汤是所有食物中最易消化的一种，同时又健康美味。不过只有科学地喝汤，才能较好吸收营养。"饭前喝汤，苗条健康"，在吃饭前喝一碗汤，可以防止干硬食物刺激消化道黏膜，同时还有降低食欲的作用，防止因为饥饿感过于旺盛而暴饮暴食。紫菜蛋花汤、三鲜汤等都是清爽营养的好汤。有条件的朋友也可以选择粥类来滋养肠胃，比

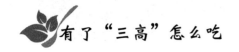

如红豆粥、莲子粥、大枣粥、芝麻糊。

忌饮酒

酒精有麻痹大脑的作用，不小心喝多了的话，还会让人意识处于混乱之中。中午饮酒势必会影响下午的工作效率，还是不喝为妙。

忌省事

由于中午就餐时间短，为了不影响下午的工作，很多人喜欢用快餐、泡面来应付自己的胃。这些食物极不健康，属于高脂肪、高热量、高胆固醇的垃圾食品，吃了这些食物，容易导致血脂升高，身材走样，长时间食用的后果是营养不良。

忌太辣

太辣的菜肴容易使食道发热，破坏味蕾细胞，伤害我们的肠胃，虽然辣椒可以为我们提高丰富的维生素C，还可以刺激我们的食欲，但是请谨记过犹不及的道理，适量就好。

吃好午餐，饭后半小时运动一下，散散步或者眯一会儿，整个下午都会神清气爽的。

◎ 吃晚餐也有学问

要瘦身的人总是视晚餐为自己的敌人，把肥胖的原因归结于它。天天忙得顾不上吃饭的人则视它为救命稻草，一天的营养就全靠它了。这两种极端的想法都是不可取的。肥胖的原因千千万万，基因、不良的生活习惯、锻炼不足、饮食不健康都有可能导致肥胖。一天的营养靠的是全天均衡的吸收，一顿饭只有一顿饭的效果，如果指望人体像海绵一样，给多少营养吸收多少，身体就只会让你失望，你给予的超过了它可以承受的量，这些营养就会不干活，有时候还会捣乱，让你疾病频生。

晚上虽然没有什么重要的活儿要消耗大量体能，但晚餐也不能马马虎虎，否则后患无穷。这里我告诉大家晚餐"四不宜"，请大家严格遵守。

晚餐不宜晚

晚餐的时间最好安排在晚上6点左右，尽量不要超过晚上8点。一般来讲，8点之后最好不要再吃任何东西了，可以适量饮水。晚餐吃得太晚，然后就要上床睡觉，无形中增加了患尿道结石的风险。

晚餐不宜饱

大家都知道晚餐吃得太饱会长胖，很少人知道晚餐吃得太饱还会降低我们的睡眠质量。所谓"胃不和，卧不宁"，如果晚餐吃进了太多食物，就会造成胃肠负担加重，其紧张工作的信息不断传给大脑，就会使我们失眠多梦，长期饱食晚餐容易引起神经衰弱等疾病。晚餐适宜的量是七八分饱，自我感觉不饿即可，千万不可过撑。

晚餐不宜荤

高血压、糖尿病、心脑血管疾病与晚餐过于丰盛有着必然的联系。鸡、鸭、鱼、肉、蛋虽然都是有营养的好东西，可是却不适合晚餐食用，它们会使体内胆固醇含量增高，时间久了自然就会诱发动脉

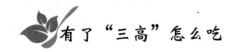

硬化和冠心病。含有丰富的膳食纤维、维生素和糖类的食物是晚餐的最佳选择，粗粮、蔬菜应该是晚餐的主角。白天用脑过度的人，可以选择清淡易消化的鱼类，有助于提高记忆力。

晚餐不宜甜

甜食给我们带来愉悦的心情，也给我们带来脂肪和能量，加之晚餐后运动量的减少，脂肪更容易在身体里堆积。想保持健康苗条的体型，就从今天开始，把甜食从晚餐中删除。

只有记住这些基本注意事项，吃对晚餐，才能健康。

◎ 果蔬营养美味又健康

健康的根源在于饮食营养的平衡，不管是运动、食补、治疗，最终目的都只有一个——使身体达到一个自然和谐的平衡状态。研究显示，人体的各种平衡状态中，最重要、最本源的平衡就是酸碱平衡。当人的体液呈弱碱性的时候，人的各方面功能才是最佳的状态。

体液酸碱性一旦失衡，机体就开始"拆墙补洞"，各系统功能也随之紊乱，各种各样的病症就来了。过多食用酸性食物、精神压力、缺乏运动等原因都能加剧酸性物质在体内的累积，造成我们熟知的亚健康状态，时间久了还会对身体造成各种不可逆转的伤害。给身体加点碱是我们倡导的科学健康理念之一。可喜的是，我们为加"碱"找到了一个非常美味的入口——果蔬汁。

鲜榨果蔬汁源自天然，中和酸性物质更迅速，更有利于身体吸收，补充营养素更彻底，照顾我们每一个人更周到。抗酸是保卫健康的一场持久战，贯穿于我们的整个生命，果蔬汁就仿佛甘霖，不仅使这场战役变得轻松，更增添了生活的乐趣。

果蔬"彩虹原则"的具体含义是各种颜色的蔬菜水果都要吃；深色的蔬菜水果更好；每天吃的量不能太少；长期坚持；应用时不必太教条，无须精确定量。

如果你说，我没有时间或没有胃口吃下那么多的水果和蔬菜，那么让果蔬汁走入你的生活吧。说到果蔬汁，人们会想当然地认为只有刚从菜市场买回的水果蔬菜最为天然，但发表于《国际食品科学与营养》杂志的论文说：鲜榨果蔬汁中所有的营养成分都保持得非常完好，并没有因为经过加工而受到任何损失。不仅如此，榨汁的形式还可以将果蔬的营养保健成分全部释放出来。

果蔬汁——尤其是混合果蔬汁——中富含的各类维生素和矿物质相互协同，它们像张开无数只小手，抓住与其最适宜合作的伙伴，团结起来共筑健康之堤。比如，番茄中的维生素P能增加苹果中维生素C的吸收率，芹菜中的维生素E可以更多地留住番茄中的维生素A，各种营养素携起手来，可以更有效地分解酸性物质，让体质保持弱碱性，让免疫系统的战斗力更强大、更稳定。

职场的工作族们，被快节奏的生活追赶着，每天都在向时间要效率。激烈的社会竞争，决策质量的卓越，拼的是智力，承受的是压力，但这样的人群却常常以工业化食品草草充饥，加上久坐不运动，因此酸性体质会越来越严重，最终导致智力的牺牲、决策力的下降……

一杯泛着清新果香的果蔬汁完全可以将你带回到健康队列中来。丰富的维生素和矿物质可以净化血液、清理肠道，还你一个健康的碱性内循环环境，同时还能供给脑部营养，增强大脑活力、提升智力、缓解压力，让头脑更清醒、思维更敏捷、心情更舒畅。

爱上新鲜蔬果汁，爱上健康新生活，还你活力无限。

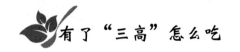

◎ "三高"人群适合吃的豆类

豆类的营养价值非常高，我国传统饮食讲究"五谷宜为养，失豆则不良"，意思是说五谷是有营养的，但没有豆子就会失去平衡。现代营养学也证明，每天坚持食用豆类食品，只要两周的时间，人体就可以减少脂肪含量，增加免疫力，降低患"三高"病的概率。因此，用豆类食品代替一定量的肉类等动物性食品，是解决我们营养不良和营养过剩双重负担的最好方法。这一节，我把适合"三高"人群吃的豆类总结一下，便于大家查阅。

黄豆

黄豆又称大豆，在我国有着悠久的种植历史，黄豆有"豆中之王"之称，黄豆含丰富的蛋白质，其中含人体必需的多种氨基酸，尤以赖氨酸含量最高；含大量脂肪，主要以不饱和脂肪酸为主；并含磷脂、钙、磷、铁、钾、钠、胡萝卜素、维生素B族、胆碱、大豆黄酮苷、皂苷等成分。

大豆含有丰富的蛋白质，含有多种人体必需的氨基酸，可以提高人体免疫力。黄豆中的卵磷脂可除掉附在血管壁上的胆固醇，防止血管硬化，预防心血管疾病，保护心脏。大豆中的卵磷脂还具有防止肝脏内积存过多脂肪的作用，从而有效地防治因肥胖而引起的脂肪肝。大豆中含有一种抑制胰酶的物质，对糖尿病有治疗作用。大豆所含的皂甙有明显的降血脂作用，同时，可抑制体重增加。黄豆中含有丰富的钾元素，每100克黄豆含钾量高达1503毫克，高血压患者常吃黄豆有很好的降压效果。黄豆中含有的可溶性纤维，既可通便，又能降低胆固醇含量。大豆含有蛋白酶抑制素等具有防癌抗癌作用的物质，对多种癌症有很好地预防作用。大豆中的铁不仅含量多，而且易被人体吸收，对缺铁性贫血有一定疗效。大豆含大豆异黄酮，有雌激素的作用，预防更年期综合征，并能预防骨质疏松。黄豆磷脂能够抗衰老，是因为磷脂具有保护和恢复细胞的作用。黄豆还有维生素E，有抗衰老的作用。

红小豆

红小豆又名赤小豆、赤豆、小豆、米小豆等。《神农本草》中就有红小豆入药的记载。红小豆有很好的清热解毒、健脾益胃、利尿消肿、通气除烦，补血之功效。

每100克红小豆含蛋白质20.2克，大约是面粉的两倍。红小豆富含赖氨酸，适合与谷类搭配食用，做到蛋白质互补。红小豆富含糖类，可以作为主食食用，生糖指数低。

每100克红小豆仅含脂肪0.6克，是低脂肪的食物，有利于减肥，高脂血症患者也可以经常食用。每100克红小豆含铁7.4毫克，高过大多数谷类食物，在豆类中也属比较高的。有很好的补血作用。红小豆维生素B族含量丰富，尤其是维生素B_1。大米和红小豆搭配食用可以弥补大米缺少维生素B_1的缺陷。每100克红小豆含维生素E14.36毫克，有益心血管健康。

红小豆富含蛋白质，并含有维生素B_1，能治疗蛋白质缺乏、脚气病等水肿。水肿患者适当多吃些红小豆有辅助治疗的作用。

绿豆

绿豆又名文豆、官豆、油绿、青小豆等，也有人把它叫作吉祥

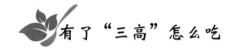

豆，意为吉祥保健之豆。传统医学认为，绿豆性寒，有清热解毒、止渴防暑和利尿消肿等功效。

绿豆是低脂肪的食物，每100克仅含0.8克脂肪，是肥胖人群的理想食品，也适合高脂血症的人食用。绿豆富含淀粉，能够代替部分主食。绿豆是低生糖指数的食物，适合糖尿病患者食用。每100克绿豆含钙81毫克，在豆类中是比较高的，对预防骨质疏松有帮助。维生素B族含量丰富，其中维生素$B_1$0.25毫克，维生素$B_2$0.11毫克，叶酸393微克。绿豆高钾低钠，有益高血压患者。每100克绿豆含钾787毫克，钠仅3.2毫克。

黑豆

黑豆又名黑大豆、乌豆，具有高蛋白、低热量的特性。黑豆，性味甘、平、无毒。有活血、利水、祛风、清热解毒、滋养健血、补虚乌发、美容养颜，防老抗衰之功效。

黑豆含有的磷脂是大脑必需的营养物质，能减缓脑细胞退化与死亡，因此经常食用黑豆能健脑益智。黑豆含有蛋白酶抑制素等具有防癌抗癌作用的物质，对多种癌症有很好地预防作用。黑豆含大豆异黄酮，可起到雌激素的作用，预防更年期综合征，并能预防骨质疏松。黑豆的脂肪以不饱和脂肪酸为主，而且含有丰富的磷脂、植物固醇，这都对预防心血管疾病有益。黑豆的磷脂能够抗衰老，是因为磷脂具有保护和恢复细胞的作用。黑豆还有维生素E，有抗衰老的作用。黑豆中铁和锌的含量较其他食物高很多，对预防老年人耳聋有一定作用。黑豆是肾之谷，黑色补肾，所以黑豆是非常好的补肾食物，黑豆含有的花青素有很强的抗氧化功能，能清除体内自由基，美容养颜。黑豆中粗纤维含量高达4%，可促进消化，防止便秘的发生。

芸豆

芸豆的主要成分是蛋白质和粗纤维，还含有氨基酸、维生素及钙、铁等多种微量元素。芸豆还是一种难得的高钾、高镁、低钠食品，这个特点在营养治疗上大有用武之地。芸豆尤其适合心脏病、动脉硬化，高脂血症、低血钾症和忌盐患者食用。

芸豆中的皂苷类物质能降低脂肪吸收率，促进脂肪代谢；所含的膳食纤维还可以减短食物通过肠道的时间，使减肥者达到轻身的效果。低脂肪，每100克仅含0.6克脂肪，适合减肥的人食用。生糖指数低是和糖尿病患者食用。每100克富含膳食纤维10.3克，有助预防便秘。高钾低钠，每100克芸豆含钾1058毫克，钠仅10.5毫克，有助于降压。防癌抗癌，富含硒，每100克含硒14.02微克，硒是谷胱甘肽过氧化物酶的重要组成元素，有抗氧化、解毒、防癌抗癌等功效。

青豆

青豆又名青大豆，青豆含丰富的蛋白质，其中含人体必需的多种氨基酸，尤其以赖氨酸含量高，含丰富的钙质。

青豆富含不饱和脂肪酸和大豆磷脂，有保持血管弹性、健脑和防止脂肪肝形成的作用。青豆中的糖类主要是多为纤维素和可溶性糖，对防治便秘有帮助。青豆中富含皂角苷、蛋白酶抑制剂、异黄酮、钼、硒等抗癌成分，对前列腺癌、皮肤癌、肠癌、食道癌等几乎所有的癌症都有抑制作用。高钾低钠，有助降血压。每100克青豆含钾718毫克，钠仅1.8毫克。青豆含磷脂，能够抗衰老是因为磷脂具有保护和恢复细胞的作用。青豆还含有维生素E，也有抗衰老的作用。

蚕豆

蚕豆又名佛豆、胡豆、南豆、竖豆、湾豆、罗汉豆。蚕豆含丰富的蛋白质、糖类、维生素B族、维生素C、钙、钾、镁、铁、锌、锰等。

蚕豆所含丰富的植物蛋白可以延缓动脉硬化，蚕豆中丰富的粗纤维可以降低血中胆固醇。蚕豆含膳食纤维，有促进肠蠕动的功能，具有通便的作用，防癌抗癌。蚕豆中富含钾，有助于降血压。每100克蚕豆仅含1克脂肪，适合减肥的人食用。蚕豆中有调节大脑和神经组织的重要成分钙、锌、锰、磷脂等，并含有丰富的胆石碱，有增强记忆力的作用。

豌豆

豌豆俗称寒豆、麦豆，豌豆含有多种营养物质。据测定，豌豆中以蛋白质和糖类含量较高。其矿物质的含量亦比较丰富，含有钙、磷、镁、钠、钾、铁、氯等多种矿物质，磷的含量较高，100克豌豆就含有400毫克。此外，还含有粗纤维、胡萝卜素、硫胺素、核黄素、烟酸等多种维生素。豌豆富含赖氨酸，这是其他粮食所没有的。

嫩豌豆中还含有能分解亚硝胺的酶，并含有维生素C，因此，嫩豌豆有防癌、抗癌作用。豌豆属于高钾低钠的食物，有助于降压，可保护心血管。豌豆中富含粗纤维，能促进大肠蠕动，保持大便通畅，起到清洁大肠的作用。豌豆中富含人体所需的各种营养物质，富含赖氨酸，是其他粮食所没有的，赖氨酸是人体不可缺少的营养物质，是人体必需氨基酸之一，能促进人体发育，增强免疫力，提高机体的抗病能力和康复能力。豌豆含有丰富的维生素A原，可以抗氧化、抗衰老，用豌豆适量煎水洗脸，经常每日1次，可消除面上乌斑、黄褐斑。

豇豆

豇豆俗称角豆、姜豆、带豆。性味甘平，健胃补肾，豇豆营养丰富，主要含有淀粉、蛋白质、脂肪、粗纤维、维生素A、维生素B_1、维生素B$_2$、维生素C、烟酸，以及钙、铁、钾、钠、镁、氯，还有丰富的磷脂和抗坏血酸等成分。

豇豆的磷脂有促进胰岛素分泌，参加糖代谢的作用，是糖尿病患者的理想食品。豇豆含有维生素C，蛋白质也高于许多蔬菜，可以提高机体抗病毒的能力。豇豆含丰富维生素B族、维生素C和植物蛋白质，能使人头脑宁静。豇豆可调理消化系统，消除胸膈胀满，还可防治急性肠胃炎，呕吐腹泻。

白扁豆

白扁豆又称为蛾眉豆、鹊豆、藤豆等，可健脾和中，消暑化湿，解毒，含蛋白质、脂肪、糖类、粗纤维、胡萝卜素、烟酸、多种维生素，以及钙、磷、铁、锌等人体需要的营养成分。

白扁豆中所含的淀粉酶抑制物在体内有降低血糖的作用。扁豆中的植物血细胞凝集素能使癌细胞发生凝集反应，肿瘤细胞表面发生结构变化，从而发挥细胞毒的作用，并可促进淋巴细胞的转化，增强对肿瘤的免疫能力，抑制肿瘤的生长，起到防癌抗癌的效果。现代医学研究表明，扁豆中含有血球凝集素，这是一种蛋白质类物质，可增加脱氧核糖核酸和核糖核酸的合成，抑制免疫反应和白细胞与淋巴细胞的移动，故能激活肿瘤患者的淋巴细胞产生淋巴毒素，对肌体细胞有非特异性的伤害作用，故有显著的消退肿瘤的作用。肿瘤患者宜常吃扁豆，有一定的辅助食疗功效。每100克白扁豆含膳食纤维13.4克，在豆类中是比较高的，膳食纤维可以促进胃肠蠕动，排出体内毒素。每100克扁豆仅含脂肪1.3克，而且以不饱和脂肪酸为主，有利于减肥。白扁豆属于高钾低钠的食物，每100克白扁豆含钾1070毫克，钠1毫克，有助于降压。

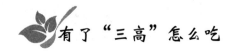

民间自古就有"每天吃豆三钱，何需服药连年"的谚语，意思是说如果每天都能吃点豆类，就可以有效抵抗疾病。关爱自己，给生活多来点豆吧。

◎ "三高"人群适合吃的菌类

菌类的营养价值十分丰富，含有较多的蛋白质、糖类、维生素等等，还有微量元素和矿物质，经常吃菌类可增强人体免疫力。食用菌的特点为高蛋白，无胆固醇，无淀粉，低脂肪，低糖，多膳食纤维，多氨基酸，多维生素，多矿物质。食用菌集中了食品的一切良好特性，营养价值达到了植物食品的顶峰，被称为"上帝食品""长寿食品"。因此，非常适合"三高"人群食用。

黑木耳

黑木耳是一种味道鲜美、营养丰富的食用菌，含有丰富的蛋白质、铁、钙、维生素、粗纤维，其中蛋白质含量和肉类相当，铁含量比肉类高10倍，钙含量是肉类的20倍，维生素B_2含量是蔬菜的10倍以上，黑木耳还含有多种有益氨基酸和微量元素，被称为"素中之荤"。

黑木耳还含有对人体有益的植物胶质以及一种叫作"多糖体"的物质，这是一种天然的滋补剂，和黑木耳中丰富的纤维素共同作用，能促进胃肠蠕动而防止便秘，有利于体内大便中有毒有害物质及时清除和排出，从而起到预防直肠癌等癌症的作用，还可促使肠道脂肪食物的排泄，减少食物中脂肪的吸收，从而起到防止肥胖和减肥作用。黑木耳中含有一种抑制血小板聚集的成分，其抗血小板聚集作用与小剂量阿司匹林相当，可降低血液黏度，使血液流动畅通。血液黏稠度高、血胆固醇高的中老年人经常吃黑木耳有预防脑血栓和心肌梗死的作用，有利于防治高脂血症、动脉硬化和冠心病。经常食用黑木耳有很好的延缓衰老、防癌抗癌的功效。黑木耳含有丰富的植物胶原成分，它具有较强的吸附作用，对无意间吃下的难以消化的头发、谷壳、木渣、沙子、金属屑等异物也具有溶解与氧化作用。常吃黑木耳能起到清理消化道、清胃涤肠的作用，特别是对从事矿石开采、冶金、水泥制造、理发、面粉加工、棉纺毛纺等空气污染严重工种的工人。黑木耳中所含的植物碱有促进消化道、泌尿道各种腺体分泌的特性，植物碱能协同这些分泌物催化结石，润滑肠道，使结石排出体外。

银耳

银耳性平味甘、润肺生津、滋阴降火、益气活血、补脑健心、消除疲劳、补肾强精，不但适用老弱妇孺、病后体虚者，而且对于高血压、血管硬化等症状尤为适宜。银耳除具有较高的营养价值外，还具有药用价值，被称为"长生不老药"和"延年益寿品"。

银耳富含硒等微量元素，它可以增强机体抗肿瘤的免疫力。银耳富有天然植物性胶质，加上它的滋阴作用，长期服用可以润肤，并有祛除脸部黄褐斑、雀斑的功效。银耳中的有效成分酸性多糖类物质，能增强人体的免疫力，调动淋巴细胞，加强白细胞的吞噬能力，兴奋骨髓造血功能；银耳多糖具有抗肿瘤作用。银耳中的膳食纤维可助胃肠蠕动，减少脂肪吸收，从而达到减肥的效果。银耳能提高肝脏的解毒能力，起到保护肝脏的作用。

香菇

香菇含有丰富的钾、钙及核糖类物质等，可抑制肝脏内胆固醇增加、促进血液循环，降低血压、滋养皮肤、抗癌和预防流感。

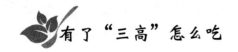

蘑菇

蘑菇富含高蛋白、低脂肪、低热量、高纤维素。既适合儿童生长发育期食用，又适合患有高血压、高脂血症的中老年人食用，还有明显的抗癌作用，对肺癌、皮肤癌患者尤其有益。

金针菇

金针菇含有蛋白质、脂肪、粗纤维、多种维生素、胡萝卜素和人体所需的八种氨基酸等有益成分，含锌量也较高，有促进儿童智力发育和健脑的作用。由于它能抑制癌细胞的生长，可用于各种早、中期癌症的治疗。

猴头菌

猴头菌含有17种氨基酸和丰富的多糖体和多肽类物质，助消化，对胃癌、食道癌有特殊的疗效。

竹荪

竹荪是减肥的代表性食用菌，对高血压、高脂血症患者有好处。

预防"三高"，调养"三高"，家里不妨多备点菌类食物。

◎ "三高"人群适合吃的主食

主食是指传统上餐桌上的主要食物，是人体所需能量的主要来源。由于主食是糖类——特别是淀粉——的主要摄入源，因此以淀粉为主要成分的稻米、小麦、玉米等谷物，以及土豆、甘薯等块茎类食物被不同地域的人当作主食。一般来说，主食中多含有糖类。本节介绍适合"三高"人群的主食，主要是从营养价值、保健功能和食用方法来讲。

糙米

* 糙米的营养价值

糙米是稻谷脱去外保护皮层稻壳后的颖果，内保护皮层（果皮、种皮、珠心层）完好的稻米籽粒，由于内保护皮层粗纤维、糠蜡等较多，因此口感较粗，质地紧密。糙米富含糖类、蛋白质、脂肪、维生素B族和维生素E及钾、镁、锌、铁、锰等微量元素含量都较高。同时糙米中含丰富的膳食纤维。

* 糙米的保健功能

调节血糖：糙米中的糖类被粗纤维组织所包裹，人体消化吸收速度较慢，因而能很好地控制血糖；同时，糙米的微量元素有利于提高胰岛素的敏感性，对糖耐量受损的人很有帮助，有利于调节血糖。

有利于减肥：在和白米饭吃同样数量时，具有更好的饱腹感，有利于控制食量，从而帮助肥胖者减肥。

预防和治疗便秘：糙米中保留了大量膳食纤维，可促进肠道蠕动，软化粪便，预防便秘和肠癌。

提高人体免疫力：糙米中含有丰富的维生素B族和维生素E，能提高人体免疫力，促进血液循环，消除沮丧、烦躁的情绪，预防心血管疾病、肠癌。糙米中钾、镁、锌、铁、锰等微量元素含量较高，有利于预防心血管疾病和贫血症。

* 糙米的食用方法

糙米茶：能帮助消化，具有健胃功能，对血液循环也有好处，每天饮用糙米茶，达到三通的功效，血液畅通、大小便畅通、防癌抗癌。

黑芝麻糙米粥：帮助排除宿便，防癌抗癌，抗衰老，既有利于保持轻盈体态又不失营养。

燕麦

＊ 燕麦的营养价值

燕麦（裸燕麦）又称莜麦，俗称油麦、玉麦，是一种低糖、高营养的食品，在《时代》杂志评出的十大健康食品中，燕麦名列第五。燕麦的蛋白质含量很高，且含有人体必需的8种氨基酸，其组成也平衡，维生素E的含量高于大米和小麦，维生素B族的含量比较多；燕麦所含脂肪的主要成分是不饱和脂肪酸，其中的亚油酸可降低胆固醇，预防心脏病。此外，维生素和磷、铁等物质也比较丰富。

＊ 燕麦的保健功能

调节血脂：燕麦含有丰富的油脂，其中不饱和脂肪酸占总脂肪的82.17%，油酸和亚油酸含量最高，对降低血清胆固醇和甘油三酯有显著作用。燕麦含有大量的亚油酸、油酸，可以调节血脂、软化血管、防止动脉粥样硬化、预防心脑血管疾病。

预防肠道疾病：燕麦中所含的丰富的膳食纤维可促进胃肠蠕动，加速排便，减少有毒物质在肠道的滞留时间，阻断和减少代谢物在肠道的再吸收，有利于预防肠道疾病，是减肥的好食品。

调节血糖：有研究发现，每天摄入1.8克以上燕麦，β-葡聚糖就可显著降低餐后血糖升高幅度，且摄入量越多，血糖升高幅度越小，经常食用燕麦对糖尿病患者有非常好的降糖功效。

提高免疫力：燕麦中含有极其丰富的亚油酸、各种抗氧化成分，经常食用，可提高免疫力，抗衰老。

* 燕麦的食用方法

牛奶燕麦粥：麦香和奶香融合在一起非常浓郁。此粥可以提供能量，增加饱腹感，补充优质蛋白质和钙。

五谷燕麦糊：味道浓香，容易消化和吸收，适合不同人群食用，提供充足的能量，谷类和豆类结合使蛋白质互补，达到1+1大于2的效果。

红薯

* 红薯的营养价值

红薯，又称地瓜、白薯、甘薯、番薯、红苕等，世界卫生组织评选出的13种最佳蔬菜，将红薯列为冠军。红薯含有膳食纤维、胡萝卜素、维生素A、维生素B族、维生素C、维生素E，含有钾、铁、铜、硒、钙等十余种微量元素，营养价值很高，被营养学家们称为营养最均衡的保健食品。

* 红薯的保健功能

红薯有抗癌作用：饮食中最具有抗癌作用的营养物质是β-胡萝卜素(维生素A前体)、维生素C和叶酸，而在红薯中三者含量都比较丰富。一小块红薯(约100克)可提供2倍量的人体每天所需维生素A、三分之一量的每天所需维生素C和约50微克的叶酸。

有利于减肥：红薯中含有很好的膳食纤维，可加速胃肠蠕动，促进排便，预防便秘及结肠癌的发生，有利于减肥。

有益于心脏：红薯富含钾、β-胡萝卜素、叶酸、维生素C和维生素B_6，这5种成分均有助于预防心血管疾病。钾有助于人体细胞液体和电解质平衡，维持正常血压和心脏功能。β-胡萝卜素和维生素C有抗脂质氧化、预防动脉粥样硬化的作用。叶酸和维生素B_6有助于降低血液中高半胱氨酸水平，后者可损伤动脉血管，是心血管疾病的独立危险因素。

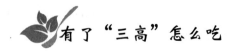

降低胆固醇：经常吃红薯，可以有效降低胆固醇，预防心血管方面疾病的发生。

预防肺气肿：为什么一些长期吸烟者活到90岁以上但没有发生肺气肿？可能与他们日常饮食中维生素A含量丰富有关。研究人员建议那些吸烟者或被动吸烟者最好每天吃一些富含维生素A的食物，如红薯，可以预防肺气肿。

* **红薯的食用方法**

蒸红薯：味道甘甜，是很健康的吃法，可以加速胃肠蠕动，促进排便，有利于减肥，降低胆固醇，是"三高"患者的佳品。

红薯玉米粥：味道香甜，提供能量。红薯和玉米丰富的膳食纤维，可预防便秘的发生，降压、降糖、降脂。

玉米

* **玉米的营养价值**

玉米，亦称玉蜀黍、苞谷、苞米、棒子，粤语称为粟米，闽南语称作番麦，是全世界总产量最高的粮食作物。玉米是人类粮食的主要来源，已成为一种热门的保健食品，经常出现于餐桌上。玉米除了含糖类、蛋白质、脂肪外，还富含丰富的胡萝卜素、叶黄素、维生素B族、维生素A、维生素E、谷氨酸、微量元素钙、磷、铁、镁、硒等。

* **玉米的保健功能**

降低胆固醇：玉米油含有大量不饱和脂肪酸，其中，亚油酸占60%，可清除血液中有害的胆固醇，防止动脉粥样硬化。

防癌抗癌：玉米含有维生素A和维生素E、谷氨酸等，有很好的抗衰老，抗癌防癌的效果。

减肥：玉米中所含较多的植物纤维素，有润肠通便之功效，有利于减肥，同时能加速致癌物质和其他毒物的排出，从而减少结肠癌发生的可能性。

预防肿瘤：玉米含有赖氨酸、微量元素硒，有预防肿瘤的作用。

明目：玉米中所含的叶黄素和玉米黄质凭借其强大的抗氧化作用，可以吸收进入眼球内的有害光线，缓解黄斑变性、视力下降的症状。

* **玉米的食用方法**

蒸玉米：味道浓香，简单易操作，润肠通便，有利于减肥，降低胆固醇，有助于预防心脑血管疾病的发生。

玉米面贴饼子：粗粮细做，味道更好。

小米

* **小米的营养价值**

小米的营养价值很高，从传统医学来讲，小米入脾、胃、肾经，具有健脾和胃的作用，小米除富含糖类、蛋白质、脂肪外，小米中维生素B_1的含量位居所有粮食之首，小米中色氨酸含量为谷类之首，还含有维生素E，钙、铁、钾、大量的膳食纤维等。

* **小米的保健功能**

小米具有滋阴养血的功效，可以使产妇虚寒的体质得到调养，帮助她们恢复体力。

小米中色氨酸含量为谷类之首，色氨酸有调节睡眠的作用。

煮小米粥时，待到粥熟后稍稍冷却沉淀，可以看到粥的最上层浮有一层细腻的黏稠物，这就是粥油，具有保护胃黏膜、补益脾胃的功效，最适合慢性胃炎胃溃疡患者食用。

小米含铁量高，具有补血和健脑的功效。

* **小米的食用方法**

小米豆粥：小米宜与大豆混合食用。这是由于小米的氨基酸中缺乏赖氨酸，而大豆的氨基酸中富含赖氨酸，可以补充小米的不足。

小米磨成粉，可制糕点，美味可口。

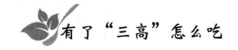

黑米

* **黑米的营养价值**

黑米，又称血糯米，营养丰富，含有蛋白质、脂肪、维生素B族、钾、钙、镁、磷、铁、锌、锰等物质，还含有丰富的膳食纤维，营养价值高于其他稻米。不仅含有大米的所有营养，更含有大米所缺乏的维生素C、叶绿素、花青素、胡萝卜素及强心甙等特殊成分，用黑米熬制的米粥清香油亮，软糯适口，营养丰富，具有很好的滋补作用，因此被称为"补血米"、"长寿米"等；中国民间有"逢黑必补"之说。

* **黑米的保健功能**

黑米中的钾、镁等矿物质有利于控制血压、减少患心脑血管疾病的风险。

黑米中含膳食纤维较多，淀粉消化速度比较慢，血糖指数仅有55（白米饭为87），因此，吃黑米不会像吃白米那样造成血糖的骤然波动。

黑米外部的皮层中含有花青素类色素，这种色素具有很强的抗衰老作用，这种色素中还富含黄酮类活性物质，是白米的5倍之多，对预防动脉硬化有很大的作用。

从传统医学角度来讲，黑米有很好的滋阴补肾，健脾暖肝、明目活血、养颜美容等疗效。

* **黑米的饮食方法**

黑米粥：黑米黏性较小，可与其他糯米配用，煮出的粥黏稠浓香。

黑米面馒头：口感浓香，可代替白面馒头，血糖生成指数较低，适合"三高"人群食用。

薏米

* **薏米的营养价值**

薏米，又称薏仁米、苡米。薏米的营养价值很高，被誉为"世界禾本植物之王"。薏仁米营养丰富，富含糖类、蛋白质、脂肪、含有薏苡仁油、薏苡仁脂、固醇、氨基酸、精氨酸等多种氨基酸成分和维生素B$_1$、维生素E、硒、膳食纤维等营养成分，从传统医学来讲具有利水消肿、健脾去湿、美容养颜、清热排脓等功效。

* **薏米的保健功能**

防癌抗癌：薏米中所含的硒元素，能有效抑制癌细胞的增殖，健康人常吃薏米，能使身体轻捷，减少肿瘤发病概率。在日本，薏米被看成典型的"抗癌食品"，还能减轻肿瘤患者放化疗的毒副作用。

降血糖、降血压。

降低胆固醇：薏米所含的不饱和脂肪酸相当多，有降低胆固醇、预防心血管疾病的发生。

美白祛斑：薏米中含有一定的维生素E，是一种美容食品，常食可以保持人体皮肤光泽细腻，消除粉刺、色斑，改善肤色，并且它对于由病毒感染引导起的赘疣等有一定的治疗作用。

减肥：薏米含有丰富的膳食纤维，可促进胃肠蠕动，排出体内毒素，从传统医学来讲，薏米有很好的利水消肿的功效，是很好的减肥食品。

提高免疫力：薏米含有多种维生素和矿物质，有促进新陈代谢和减少胃肠负担的作用，可提高免疫力。

* **薏米的食用方法**

薏米红小豆粥：有非常好的利水消肿，减肥、美容的功效。

薏米莲子百合粥：有很好的健脾祛湿、润肺止泻、护肤美容作用。

紫米

* **紫米的营养价值**

紫米，在明代李时珍的《本草纲目》中便有记载。文曰：紫米有滋阴补肾、健脾暖肝、明目活血，补血益气、收宫滋阴、治疗神经衰弱等功用。紫米中含有丰富蛋白质、糖类、脂肪、维生素B族等多种维生素，以及钙、铁、钾、镁、锌、磷等人体所需微量元素。紫米是不可多得的"天然健康养生食品"。

* 紫米的保健功能

降低胆固醇：紫米中的膳食纤维含量十分丰富。膳食纤维能够降低血液中胆固醇的含量，有助预防冠状动脉硬化引起的心脏病。

防癌抗癌：紫米外壳含有丰富的花青素，而这种抗氧化剂成分可于维生素E相媲美，可保护心血管健康，防止动脉硬化，预防癌症发生。

降血脂：紫米中所含的色氨酸成分能降血脂，维护生命机体健康。

改善贫血症状：紫米中的硫加营素则能改善女士的贫血状况。

养颜美容：紫米中富含的黄酮类物质有很好的抗衰老，美容养颜的功效。

* 紫米的食用方法

紫米粥：紫米黏性较小，可与糯米一起熬粥，味道浓香。

紫米珍珠丸子：里面可以放上豆沙，外面包裹紫米，谷类和豆类一起食用，蛋白质相互补充，营养价值更高，适合"三高"人群食用。

大黄米

* 大黄米的营养价值

大黄米营养丰富，含蛋白质、脂肪、糖类、钙、磷、铁、锌、硒、硫黄素、核黄素、烟酸，对人身体十分有益.大黄米膳食纤维含量丰富，为大米的4倍，含有丰富的维生素E，含有丰富的脂肪，主要为不饱和脂肪酸，铁和磷的含量均较大米丰富，含钾较高。大黄米具有补脾止泻，和胃安神之功效。

* **大黄米的保健功能**

降压：大黄米中含钾高含钠低，100克中含钾201毫克，钠1.7毫克，常吃对高血压患者有益。

有利于减肥：大黄米中含有丰富的膳食纤维，可促进胃肠蠕动，排出体内毒素，有利于减肥。

降低胆固醇：大黄米中含有丰富的脂肪，主要为不饱和脂肪酸，有利于降低胆固醇，预防心血管疾病的发生。

防癌抗癌：含有丰富的维生素E，有很好的抗氧化、抗衰老，防癌抗癌的功效。

* **大黄米的食用方法**

熬粥：和各种谷类及豆类放在一起熬粥，营养丰富，味道浓香。

磨成黄米面，蒸切糕、年糕，味道香糯。

荞麦

* **荞麦的营养价值**

祖国医学认为，荞麦性味甘、凉，能开胃宽肠、上气消积。荞麦是一种营养丰富又能预防心血管疾病的健康食品。荞麦中含有6.5%的膳食纤维，荞麦蛋白质中含有丰富的赖氨酸成分，所含的铁、镁、钾、钙、硒、锌等微量元素比一般谷物丰富，荞麦具有很好的营养保健作用。

* **荞麦的保健功能**

降血脂：荞麦中所含的3%～4%的脂肪主要为单不饱和脂肪酸的油酸和多不饱和脂肪酸的亚油酸，可以起到降低血脂的作用。

降低血糖：荞麦中含有6.5%的膳食纤维，能让胃内的食物排空速度降低，延缓淀粉在小肠里的消化进程，减缓人体对糖类的吸收速度，起到了降低餐后血糖的作用，比较适宜糖尿病患者食用。

保护血管：荞麦中含有烟酸和芦丁，具有降低血脂和胆固醇的作

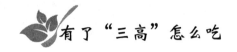

用，是治疗高血压、心脏病的有效食物。荞麦含有丰富的镁，能促使血管扩张，抑制凝血块的形成，具有抗栓塞的作用，也有利于降低血清胆固醇。

防止动脉粥样硬化：荞麦中所含的镁能降低血清胆固醇，预防动脉硬化、高血压、心脏病的作用。

调节免疫功能：荞麦中含有的硒元素，有很好的抗氧化和调节免疫功能。

* 荞麦的食用方法

荞麦面：降压、降糖、降脂，很适合"三高"人群食用。

荞麦粥：有利于减肥，控制血糖。

◎ "三高"人群适合吃的蔬菜

蔬菜是人们日常饮食中必不可少的食物之一。蔬菜可提供人体所必需的多种维生素和矿物质。据国际粮农组织统计，人体必需的维生素C的90%、维生素A的60%来自蔬菜。此外，蔬菜中还有多种多样的植物化学物质，是人们公认对健康有益的成分，如类胡萝卜素、二丙烯化合物、甲基硫化合物等。适合"三高"患者吃的蔬菜有哪些呢？这节我们就重点来看探讨这个问题，我把常见的、适合的蔬菜的营养价值、保健功能、食用方法分别讲一下。

芹菜

* 芹菜的营养价值

芹菜营养价值十分丰富，是一种高纤维的食物，100克芹菜中含蛋白质2.2克,钙8.5毫克,磷61毫克,铁8.5毫克,其中,蛋白质含量比一般瓜果蔬菜高1倍,铁含量为番茄的20倍左右。芹菜中还含丰富的胡萝卜素和多种维生素等,对人体健康都十分有益。并且芹菜叶茎中含有挥发性的甘露醇,别具芳香,能增强食欲,还具有保健作用。

* 芹菜的保健功能

降压:芹菜中含有丰富的钾,是治疗高血压病及其并发症的首选之品,对于血管硬化、神经衰弱患者亦有辅助治疗作用。

降血糖:经常吃些芹菜,可以中和尿酸及体内的酸性物质,对预防痛风有较好效果。

防癌抗癌:芹菜是高纤维食物,它经肠内消化作用能产生一种木质素或肠内脂的物质,这类物质是一种抗氧化剂,浓度高时,可抑制肠内细菌产生的致癌物质。它还可以缩短粪便在肠内的滞留时间,减少致癌物与结肠黏膜的接触达到预防结肠癌的目的。

利尿消肿:芹菜含有利尿的有效成分,能消除体内水钠潴留,利尿消肿。

* 芹菜的食用方法

榨蔬果汁:含丰富的膳食纤维,有非常好的降压、降糖、降脂的效果。

芹菜炒香干:味道鲜美,营养丰富,适合"三高"人群食用。

苦瓜

* 苦瓜的营养价值

苦瓜,形如瘤状突起,又叫癞瓜、凉瓜,具有特殊的苦味,苦瓜以味得名,苦字不好听,但仍然受到大众的喜爱。苦瓜虽苦,却从不会把苦味传给"别人",如用苦瓜烧鱼,鱼块绝不沾苦味,所以苦瓜又有"君子菜"的雅称。苦瓜营养丰富,所含蛋白质、脂肪、糖类等

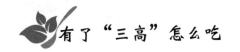

在瓜类蔬菜中较高，特别是维生素C含量，每100克苦瓜含维生素C高达84毫克。苦瓜还含有粗纤维、胡萝卜素、苦瓜甙、磷、铁和多种矿物质、氨基酸等。

* 苦瓜的保健功能

降血糖：苦瓜有"植物胰岛素"的美誉。苦瓜的新鲜汁液，含有苦瓜甙和类似胰岛素的物质——多肽-P，具有良好的降血糖作用，是糖尿病患者的理想食品。

防癌抗癌：苦瓜蛋白质成分及大量维生素C能提高机体的免疫功能，使免疫细胞具有杀灭癌细胞的作用；苦瓜汁含有某种蛋白成分，能加强巨噬能力，临床上对淋巴肉瘤和白血病有效；苦瓜中含有独特的维生素B_{17}和生理活性蛋白质，经常食用能提高人体免疫功能，可防癌。

防止肥胖：苦瓜中的苦瓜素被誉为"脂肪杀手"，苦瓜中含有丰富的膳食纤维可以加快肠蠕动的频率，加速肠道内容物的排泄，又由于膳食纤维能降低食物的产热化，可延缓食物的吸收速度，容易产生饱腹感，所以对肥胖症也有抑制作用。

降低胆固醇：苦瓜含有果胶，能降低血液中的胆固醇浓度，有防止脂肪聚集的作用。

增强免疫力：苦瓜中含有较多的脂蛋白，可促进人体免疫系统抵抗癌细胞，经常食用可以增强人体免疫功能。

促进饮食、消炎退热：苦瓜中的苦瓜甙和苦味素能增进食欲，健脾开胃；所含的生物碱类物质奎宁，有利尿活血、消炎退热、清心明目的功效；还能抑制过度兴奋的体温中枢，起到消暑解热作用。

* 苦瓜的食用方法

苦瓜菠萝汁：清凉爽口，降压、降糖、降脂。很适合"三高"人群食用。

苦瓜紫薯圈：颜色鲜艳，味道好，含有丰富的膳食纤维，有助于减肥，防癌抗癌。

茄子

* 茄子的营养价值

茄子是为数不多的紫色蔬菜之一，也是餐桌上十分常见的家常蔬菜。茄子是一种营养价值很高的蔬菜。在它的紫皮中，含有丰富的维生素E和维生素P，这是其他蔬菜所不能比的。茄子的脂肪和热量极低，每100克紫色长茄子只含脂肪0.1克，茄子蛋白质、脂肪、含多种维生素和矿物质。是高血压、糖尿病、动脉硬化、冠心病等人群的理想食物。

* 茄子的保健功能

保护心血管、抗坏血酸：茄子中维生素P的含量很高，每100克茄子中含维生素P 750毫克。这种物质能增强人体细胞间的黏聚力，增强毛细血管的弹性，降低毛细血管的脆性及渗透性，防止微血管破裂出血，使心血管保持正常的功能。此外，茄子还有防治坏血病及促进伤口愈合的功效。

降低胆固醇：茄子纤维中所含的皂甙属于甾体皂甙。皂草苷对机体有双向调节作用，有抗疲劳、抗衰老、降低胆固醇、降低血脂、保护心血管等功效。

降血压：茄子当中还有大量的钾，并不逊色于以钾元素著称的香蕉，丰富的钾元素有助于降压。

防癌抗癌：茄子含有微量的龙葵碱，龙葵碱有抑制肿瘤细胞增殖、诱导肿瘤细胞凋亡和增进红细胞免疫功能等多种抗肿瘤作用，对胃癌、结肠癌与子宫癌有一定的抑制作用。

抗衰老：茄子含有维生素E，有防止出血和抗衰老功能，常吃茄子，可使血液中胆固醇水平不致增高，对延缓人体衰老具有积极的意义。

提高免疫力：茄子所含的硒较其他蔬菜要高。硒具有抗氧化作用，能保持人体细胞的正常功能，提高免疫力，对人体有防病、抗衰老作用，通过体内代谢，还可以发挥抗癌作用。

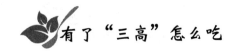

* 茄子的食用方法

麻酱茄子：健康美味，非常适合高血压、高脂血症、动脉硬化患者食用。

肉末茄丁：营养丰富，适合各类人群食用。

洋葱

* 洋葱的营养价值

洋葱，又叫玉葱、球葱。营养价值非常高，洋葱含有蛋白质、糖类、挥发油、苹果酸、钙、磷、铁、维生素A、维生素B_1、维生素B_2、烟酸、维生素C等营养成分。对降脂降压降血糖及防治癌症非常有益。

* 洋葱的保健功能

降血压：洋葱是目前所知唯一含前列腺素A的。前列腺素A能扩张血管、降低血液黏度，因而会产生降血压、能减少外周血管和增加冠状动脉的血流量，预防血栓形成作用。对抗人体内儿茶酚胺等升压物质的作用，又能促进钠盐的排泄，从而使血压下降，经常食用对高血压、高脂血症和心脑血管患者都有保健作用。

降血糖：洋葱含有类似降糖药物"甲苯磺丁脲"的物质，可以降低血糖。

抗癌防癌：洋葱所含的"栎皮黄素"是目前所知最有效的天然抗癌药物之一，可抑制多种致癌物质活动，有阻止癌细胞的功能。加上洋葱含硒较多，硒为微量元素中的抗癌之王，所以洋葱有很好的防癌抗癌的作用。

降血脂：洋葱含有一种有降血脂作用的物质。

杀菌作用：洋葱中的蒜素及多种含硫化合物在较短时间内可杀死多种细菌和真菌。

* 洋葱的食用方法

洋葱拌木耳：健康爽口，特别适合患有高血压、高脂血症、糖尿病的人食用。

炒洋葱：营养健康美味，特别适合"三高"人群、肥胖人群食用。

西红柿。

* **西红柿的营养价值**

西红柿又名番茄、洋柿子。西红柿含有丰富的胡萝卜素、维生素B族和维生素C，尤其是维生素P的含量居蔬菜之冠。

* **西红柿的保健功能**

抗衰老，防癌抗癌：番茄富含番茄红素，有很强的抗氧化活性，可以清除体内自由基，预防和修复细胞损伤，从而降低癌症的发生率，预防心血管疾病的发生；阻止前列腺的癌变进程，并有效地减少胰腺癌、直肠癌、喉癌、口腔癌、乳腺癌等癌症的发病危险。

提高免疫力：番茄中含丰富的维生素C，可以清热解毒、降血压、提高机体免疫力。

美容养颜：番茄中的维生素P的含量居蔬菜之冠。维生素P有独特的抗氧能力，能清除自由基，保护细胞，美容养颜。

* **西红柿的食用方法**

西红柿炒鸡蛋：味道鲜美，营养丰富，抗氧化，抗衰老。

西红柿炖豆腐：营养健康，提高免疫力，很适合高血压、糖尿病患者食用。

胡萝卜

* **胡萝卜的营养价值**

胡萝卜的营养价值颇高，是一种营养丰富、老幼皆宜的好蔬菜，被誉称为"小人参"。胡萝卜中胡萝卜素的含量在蔬菜中名列前茅。

* **胡萝卜的保健功能**

降糖降脂：胡萝卜还含有降糖物质，是糖尿病患者的良好食品，其所含的某些成分，如槲皮素、山柰酚能增加冠状动脉血流量，降低血脂，促进肾上腺素的合成，还有降压、强心的作用，是高血压、冠心病患者的食疗佳品。

增强免疫功能：胡萝卜素转变成维生素A，有助于增强机体的免疫功能，在预防上皮细胞癌变的过程中具有重要作用。胡萝卜中的木质素也能提高机体免疫机制，间接消灭癌细胞。

通便防癌：胡萝卜含有植物纤维，吸水性强，在肠道中体积容易膨胀，是肠道中的"充盈物质"，可加强肠道的蠕动，从而利膈宽肠，通便防癌。

抗氧化，抗衰老：胡萝卜中富含的维生素A、维生素C、维生素E及β-胡萝卜素、茄红素，都是相当良好的抗氧化剂。很少有一种蔬果能像胡萝卜一样，拥有这么全方位的抗氧化成分，多吃胡萝卜，有很好的延缓衰老的作用。

益肝明目：胡萝卜含有大量胡萝卜素，有补肝明目的作用，可治疗夜盲症。

美容：β-胡萝卜素在人体中化转化为维生素A，再加上胡萝卜原本就拥有的维生素A，这两种营养素能够增强上皮组织的完整与生长，促进胶原细胞的合成，让皮肤水嫩漂亮，防止肌肤干裂。

* **胡萝卜的食用方法**

胡萝卜炒鸡蛋：味道鲜美，营养丰富。

芝麻油拌胡萝卜丝、紫甘蓝丝：健康美味，有很好的抗氧化、抗衰老、提高免疫力的作用。

南瓜

* **南瓜的营养价值**

南瓜又名麦瓜、番瓜、金冬瓜，台湾话称之为金瓜，南瓜不仅有较高的营养价值。而且有着不可忽视的食疗作用。

* **南瓜的保健功能**

防治糖尿病，降低血糖：南瓜含有丰富的钴，在各类蔬菜中含钴量居首位。钴能活跃人体的新陈代谢，促进造血功能，并参与人体内维生素B_{12}的合成，是人体胰岛细胞所必需的微量元素，对防治糖尿病、降低血糖有特殊的疗效。

防便秘：南瓜中所含的甘露醇有润肠通便的作用，可减少粪便中毒素对人体的危害，防止结肠癌的发生。

防治高血压：南瓜作为高钾、高钙、高锌、高铁、低钠食品，特别适合中老年人和高血压患者食用，有利于预防骨质疏松症和防治高血压。

降血脂：南瓜中的南瓜多糖能清除胆固醇，防止动脉硬化，防治高血压等心血管疾病。

抗氧化、保护视力：南瓜中含有丰富的维生素E和β-胡萝卜素。维生素E具有很强的抗氧化作用，能有效地保护机体免受一些氧自由基和过氧化物的损害，并可能具有一定的抗衰老作用。β-胡萝卜素在机体内能转变为对人体具有重要生理作用的维生素A，可以保护视力。

防癌抗癌：南瓜含有一些生物碱、葫芦巴碱、南瓜子碱等生理活性物质，能消除和催化分解致癌物质亚硝胺而有效地防治癌症。

解毒：南瓜内含有维生素和果胶，果胶有很好的吸附性，能黏结和消除体内细菌毒素和其他有害物质，如重金属中的铅、汞和放射性元素，起到解毒作用。

保护胃黏膜，帮助消化：南瓜所含的果胶可以保护胃肠道黏膜免受粗糙食品刺激，促进溃疡面愈合，适宜于胃病患者。南瓜所含的成分能促进胆汁分泌，加强胃肠蠕动，帮助食物消化。

* **南瓜的食用方法**

蒸南瓜：健康美味，非常适合患有糖尿病、高血压的人食用。

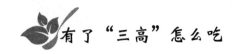

玉米南瓜粥：很健康的吃法，有助于减肥、降压、降脂。

黄瓜

* 黄瓜的营养价值

黄瓜也称胡瓜、青瓜，它不但脆嫩清香，味道鲜美，而且营养丰富，特别适合患高血压、糖尿病、心血管疾病者食用。

* 黄瓜的保健功能

降血糖：黄瓜中所含的葡萄糖甙、果糖等不参与通常的糖代谢，故糖尿病患者可以黄瓜代替淀粉类食物充饥，血糖非但不会升高，反而会降低。

抗肿瘤：黄瓜中含有的葫芦素C具有提高人体免疫功能的作用，可达到抗肿瘤的目的。此外，该物质还可治疗慢性肝炎。

抗衰老：黄瓜中含有丰富的维生素E，可起到延年益寿、抗衰老的作用；黄瓜中的黄瓜酶，有很强的生物活性，能有效地促进机体的新陈代谢。

减肥强体：黄瓜中所含的丙醇二酸，可抑制糖类物质转变为脂肪。此外，黄瓜中的纤维素对促进人体肠道内腐败物质的排除，以及降低胆固醇有一定作用，能强身健体。

抗癌：黄瓜中的苦味素有抗癌的作用，并有清热、解渴、利水、消肿之功效。

美容养颜：黄瓜富含维生素E和黄瓜酶，尤其是小黄瓜，除了润肤、抗衰老外，还有很好的细致毛孔的作用，其作用机理是鲜黄瓜中所含的黄瓜酶是一种生物活性很强的生物酶，能有效地促进机体的新陈代谢，扩张皮肤毛细血管，促进血液循环，增强皮肤的氧化还原作用，因此小黄瓜特别适合干性和敏感性肤质。

健脑安神：黄瓜含有维生素B_1，对改善大脑和神经系统功能有利，能安神定志，辅助治疗失眠症。

* 黄瓜的食用方法

麻酱拌黄瓜：健康美味，非常适合高血压、糖尿病患者食用。

黄瓜馅饺子：开胃、助消化、降压。

冬瓜

* 冬瓜的营养价值

冬瓜主要产于夏季，取名为冬瓜是因为瓜熟之际，表面上有一层白粉状的东西，就好像是冬天所结的白霜，也是这个原因，冬瓜又称白瓜。冬瓜含有多种维生素和人体必需的微量元素，冬瓜性寒，能养胃生津、清降胃火，使人食量减少，冬瓜是肥胖者的理想蔬菜。

* 冬瓜的保健功能

降压：冬瓜含维生素C较多，且钾盐含量高，钠盐含量较低，很适合高血压患者食用。

减肥：冬瓜中所含的丙醇二酸，能有效地抑制糖类转化为脂肪，加之冬瓜本身不含脂肪，热量不高，对于防止人体发胖具有重要意义，还可以有助于形体健美。

抗衰老：冬瓜有抗衰老的作用，久食可保持皮肤洁白如玉、润泽光滑。

清热解暑：冬瓜性寒味甘，清热生津，解暑除烦，在夏日食用尤为适宜。

* 冬瓜的食用方法

冬瓜汤：味道鲜美，利尿消肿，减肥、降压、降脂，是很好的减肥菜肴。

醋熘冬瓜：健康美味，很适合高血压、肥胖人群食用。

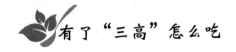

丝瓜

* 丝瓜的营养价值

丝瓜又称吊瓜、棉瓜、布瓜，丝瓜所含各类营养在瓜类食物中较高，所含皂甙类物质、丝瓜苦味质、黏液质、木胶、瓜氨酸、木聚糖和干扰素等特殊物质具有一定的特殊作用。丝瓜性平味甘，有通经络、行血脉、凉血解毒的功效。

* 丝瓜的保健功能

降脂降压：含有较多的维生素C，常食可预防动脉粥样硬化或某些心血管病。

通便：维生素B族可促进消化液分泌，维持和促进肠道蠕动，有利于排便。

提高免疫力：丝瓜富含的维生素C有提高机体免疫力的作用。

健脑美容：由于丝瓜中维生素B族等含量高，有利于小儿大脑发育及中老年人大脑健康；丝瓜藤茎的汁液具有保持皮肤弹性的特殊功能，能美容去皱。

抗病毒、抗过敏：丝瓜提取物对乙型脑炎病毒有明显预防作用，在丝瓜组织培养液中还提取到一种具有抗过敏性物质，它有很强的抗过敏作用。

抗坏血病：丝瓜中维生素C含量较高，可用于抗坏血病及预防各种维生素C缺乏症。

* 丝瓜的食用方法

丝瓜炒鸡蛋：味道鲜美，营养丰富。

丝瓜汤：清淡可口，健康美味，很适合高血压、高脂血症、糖尿病患者食用。

◎ "三高"人群要吃适合自己的油

常见食用油有哪些种类？各自又有什么功效？如何挑选优质食用油？让我们一起了解关于食用油的不得不知道的营养秘密。我国将食用油按品质分为一级、二级、三级、四级（四级为最低等级），分别相当于原来的色拉油、高级烹调油、一级油和二级油，食用油外包装上仅标注"烹调油""色拉油"等含糊词汇已被禁止。市场上的食用油种类繁多，但所有的食用油按生产工艺区分只有两种，即物理压榨油和化学浸出油。两者只是油脂制取工艺不同，只要符合我国食用油脂质量标准和卫生标准的，就是安全的食用油，消费者都可以放心食用。下面介绍几种市场上常见的植物油。

花生油

花生油淡黄透明，色泽清亮，气味芬芳，是一种比较容易消化的食用油。花生油含不饱和脂肪酸80%以上（其中含油酸41.2%，亚油酸37.6%）。另外还含有软脂酸、硬脂酸和花生酸等饱和脂肪酸19.9%。从上述含量来看，花生油的脂肪酸构成是比较好的，易于人体消化吸收。

菜籽油

菜籽油一般呈深黄色或棕色。菜籽油中含花生酸0.4%～1.0%，油酸14%～19%，亚油酸12%～24%，芥酸31%～55%，亚麻酸1%～10%。从营养价值方面看，人体对菜籽油消化吸收率高达99%，并且有利胆功能。在肝脏处于病理状态下，菜籽油也能被人体正常代谢。不过菜籽油中缺少亚油酸等人体必需脂肪酸，且其中脂肪酸构成不平衡，所以营养价值比一般植物油低。若能在食用时与富含亚油酸的优良食用油

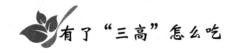

配合食用，则其营养价值将得到提高。

芝麻油(香油)

芝麻油有普通芝麻油和小磨香油，它们都是以芝麻为原料制取的油品。从芝麻中提取出的油脂，无论是芝麻油还是小磨香油，其脂肪酸大体含油酸35.0%～49.4%，亚油酸37.7%～48.4%，花生酸0.4%～1.2%。芝麻油的消化吸收率达98%。芝麻油中不含对人体有害的成分，而含有特别丰富的维生素E和比较丰富的亚油酸。经常食用芝麻油可调节毛细血管的功能，增强组织对氧的吸收能力，改善血液循环，促进性腺发育，延缓衰老。所以芝麻油是食用品质好、营养价值高的优良食用油。

棉籽油

精炼棉籽油一般呈橙黄色或棕色，脂肪酸中含有棕榈酸21.6%～24.8%，硬脂酸1.9%～2.4%，花生酸0～0.1%，油酸18.0%～30.7%，亚油酸14.9%～55.0%，精炼后的棉籽油清除了棉酚等有毒物质，可供人食用。棉籽油中含有大量人体必需的脂肪酸，最宜与动物脂肪混合食用，因为棉籽油中亚油酸的含量特别多，能有效抑制血液中胆固醇升高，维护人体的健康。人体对棉籽油的消化吸收率为98%。

葵花籽油

精炼后的葵花籽油呈清亮好看的淡黄色或青黄色，其气味芬芳，口味纯正。葵花籽油中脂肪酸的构成受气候条件的影响，寒冷地区生产的葵花籽油含油酸15%左右，亚油酸70%左右；温暖地区生产的葵花籽油含油酸65%左右，亚油酸20%左右。葵花籽油的人体消化率为

96.5%，它含有丰富的亚油酸，有显著的降低胆固醇、防止血管硬化和预防冠心病的作用。而且亚油酸含量与维生素E含量的比例比较均衡，便于人体吸收利用。所以，葵花籽油是营养价值很高、有益于人体健康的优良食用油。

亚麻油

亚麻油又称为胡麻油。亚麻油中含饱和脂肪酸9%～11%，油酸13%～29%，亚油酸15%～30%，亚麻油酸44%～61%。亚麻油有一种特殊的气味，食用品质不如花生油、芝麻油及葵花籽油。另外，由于含有过高的亚麻油酸，贮藏稳定性和热稳定性均较差，其营养价值也比亚油酸、油酸为主的食用油低。

红花籽油

红花籽油含饱和脂肪酸6%，油酸21%，亚油酸73%。由于其主要成分是亚油酸，所以营养价值特别高，并能起到防止人体血清胆固醇在血管壁里沉积、防治动脉粥样硬化及心血管疾病的医疗保健效果。此外，红花籽油中还含有大量的维生素E、谷维素等药用成分，所以被誉为新兴的"健康油""健康营养油"。

大豆油

大豆油的色泽较深，有特殊的豆腥味；热稳定性较差，加热时会产生较多的泡沫。大豆油含有较多的亚麻油酸，较易氧化变质并产生"豆臭味"。从食用品质看，大豆油不如芝麻油、葵花籽油、花生油。从营养价值看，大豆油中含棕榈酸7%～10%，硬脂酸2%～5%，花生酸1%～3%，油酸22%～30%，亚油酸50%～60%，亚麻油酸5%～9%。大豆油的脂肪酸构成较好，它含有丰富的亚油酸，有显著的降低血清

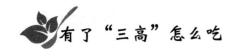

胆固醇含量、预防心血管疾病的功效。大豆油中还含有多量的维生素E、维生素D以及丰富的卵磷脂，对人体健康均非常有益。另外，大豆油的人体消化吸收率高达98%，所以大豆油也是一种营养价值很高的优良食用油。

橄榄油

橄榄油油脂呈淡黄绿色，具有令人喜爱的香味，温和而特殊的口味，在低温(接近于10℃)时仍然透明。因此低压头道冷榨橄榄油是理想的凉拌用油和烹饪用油。橄榄油在生产过程中未经任何化学处理，所含维生素A原、维生素D、维生素E以及不饱和脂肪酸的总量达到80%以上。其中油酸占86%，亚油酸占1%～5%，花生酸占0.9%，人体消化吸收率可达到94%左右。与谷物油脂相比，它的亚油酸含量较低，维生素E的含量也较低。橄榄油中含有一种名叫多酚的抗氧化剂，它可以抵御心脏病和癌症，并能与一种名叫鲨烯的物质聚合，从而减缓结肠癌和皮肤癌细胞的生长。因此，橄榄油的营养价值较高。

米糠油

精炼的米糠油色泽淡黄，油中不饱和脂肪酸含量达80%以上，其中油酸含量很高，因此人体对米糠油的消化吸收率较高。油中除含有天然生育酚外(平均总生育酚含量为400毫克/千克油)，还含有角鲨烯和多种阿魏酸酯，它们都有助于抗氧化。除此以外，它还具有降低人体血脂的功能，是一种良好的食用油脂。

山茶籽油

山茶籽油是我国传统的木本食用植物油之一，之所以称其为"东方橄榄油"是因为山茶籽油的油脂组成及营养成分都与橄榄油极其相似，不但可以降低胆固醇，还可以提高免疫力，增强胃肠道的消化功能，促进钙的吸收，而其中的维生素E和抗氧化成分，不但可以预防疾病，还有养颜护肤的美容效果。

有"三高"的朋友问我，买什么油对他来说比较合适。我的回答是：植物油比猪油要健康，植物油中的亚麻籽油、橄榄油、茶籽油是好品质的油，由于亚麻籽油不常见，橄榄油大多数又是从地中海的希腊等国那么遥远的地方运来的舶来品，真假难以鉴别，那还是用咱们中国本土上生长的好油吧，山茶油也就是茶籽油，价格便宜，成分基本与亚麻籽油和橄榄油相似，有些甚至还超过了其他两种油，我厨房常备的一瓶油就是山茶油。

究竟如何选，我们依靠感官，4招就能轻松鉴别食用油质量的方法：即看形态、闻气味、尝味道、听声音。

看形态。首先是产品的透明度，纯净的油应是透明的，在生产时，混入的杂质会降低油的透明度；其次是色泽，纯净的油应是无色的，油带颜色是因为在生产时油料的色素溶在了油中；第三要看沉淀物，它主要由杂质组成，一般存在于油的底层。我们购油时应选择透明度高、颜色较浅（芝麻小磨油除外）、无沉淀物的油。

闻气味。每种油都有独特的气味。可以在手掌上滴一滴油，双手合拢摩擦一段时间，然后闻闻有无异味。有异味的油质量肯定有问题，不能购买。

尝味道。用干净的筷子或玻璃棒将油涂在舌头上，品尝味道。如果油带有酸味，肯定就是不合格产品；如果有异味，就可能是掺假油。

听声音。在油层底部取一两滴油涂在纸上后点燃，听其响声，目的是检验油中含水量是否超标。如果燃烧正常、无响声，就说明是合格产品。如果燃烧时发出"叭叭"的爆炸声，就说明油中含水量严重超标，可能是掺假油，不能购买。

此外，在对油进行感官检验外，别忘了详细查看每瓶油的标签上是否标注了产品名称、产品商标、配料清单、油脂等级、产品标准号、生产厂家和厂址、生产日期、保质期等内容。

通过这节内容，你知道如何选择适合自己的油了吧。

◎ 关于"三高"人群吃海鲜的问答

在我们工作室，每天解答关于"三高"人群怎么吃海鲜的问题很多，我把它们以问答式的形式总结如下。

问：平时说的海鲜都包括哪些呢？

答：海鲜的种类很多，包括鱼类、虾类、蟹类、螺贝类、头足类（章鱼、鱿鱼）等。

问：吃海鲜都有什么营养呢？

答：海鲜蛋白质含量较高，且易于消化。其中的氨基酸构成与人体比较接近，具有较高的营养价值。很多海鲜食物还含有牛磺酸、核苷酸等具有特殊价值的成分。

海鲜的脂肪含量一般比畜肉类低，而且其脂肪以不饱和脂肪为主（更接近植物脂肪），这与畜肉禽肉完全不同。最引人注目的是，海鲜的脂肪里含有两种特殊类型的长链多不饱和脂肪酸——DHA和EPA（二十二碳六烯酸和二十碳五烯酸）。

海鲜中维生素的含量与畜禽肉类相当，但矿物质含量更为丰富，这可能与它们长期生活在富含矿物质的海水里有关。

问：ω-3型这个词常常听到对人体有什么作用？

答：这两种ω-3型（或称n-3型）不饱和脂肪酸已经被确认的健康益处有：改善成年人血脂代谢，预防动脉硬化和心脏病；在胎儿期和婴幼儿期促进大脑发育，让孩子更聪明；促进婴幼儿及儿童视力发育；平衡人体免疫力，避免免疫过度，防治哮喘等免疫性疾病。

问：听说吃海鲜胆固醇会升高，是吗？
答：是的。比如虾、蟹、螺贝类、头足类海鲜中胆固醇含量比较高，尤其是鱿鱼、八爪鱼等，应尽量少吃。

问：这些海鲜中哪个部位的胆固醇更高呢？
答：海鲜的胆固醇大多集中在头部和卵黄中，食用时除去这两部分，可以减少胆固醇的摄入。

问：我们一天吃多少海产品合适呢？
答：卫生部于2008年1月正式发布的《中国居民膳食指南2007》推荐平均每天食用海鲜50～100克。

问：听说海产品污染也是很严重是吗？
答：是。大环境因素造成的污染不可避免。海水中的有害污染物，如铅、汞、镉等重金属会随着食物链在水产类动物体内聚集（生物富集作用）。生活在海水底层泥沙中的贝类海鲜，污染可能更为严重。

问：看报纸得知人工养殖的海鲜产品是不是会加一些抗生素，是这样吗？
答：水产养殖业中大量使用抗生素等药物的现象非常普遍，目前在水产品养殖中使用的抗生素有百余种，几乎涵盖了所有人类曾经使用的廉价而高效（通常副作用也较大）的抗生素，如氯霉素、土霉素、四环素等。

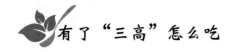

问：看来水产品药物残留也很严重啊！

答：是的。所以建议尽量不要吃鱼及海鲜的内脏及皮，因为这两个部位通常污染最为严重。

问：什么样的烹调方式对海鲜更好？

答：蒸煮最安全。一定要熟。防止食物中毒，煮熟是第一位的。

问：有个朋友送我一罐醉螃蟹，我没敢吃，能吃吗？

答："醉蟹""醉虾"是将虾和蟹用白酒和盐腌制而成。其实吃用酒醉过的海鲜等于生食，白酒连螃蟹、虾体表面和体内的细菌都不能全部杀死，更谈不上杀死寄生在其体内的寄生虫了，所以不要赶时髦吃这类海鲜，美味虽好，健康更重要，吃海鲜一定要煮熟蒸透。

问：吃海鲜可以喝啤酒吗？

答：吃海鲜不能喝啤酒主要针对一些特殊人群，如高尿酸的人群，因为海蟹、海虾等海产品在人体代谢后会形成尿酸，再饮用啤酒，就会加速体内尿酸的形成。体内尿酸过多积聚会引致痛风、肾结石等病症。

问：吃海鲜不能吃水果吗？

答：吃海鲜不能吃水果的说法并不准确，虾等软壳类食物含有浓度较高的五价砷化合物，与大量的维生素C结合，会转变为有毒的砒霜。但这指的是大量的维生素C，一般应为500毫克以上才算大量，一次性摄入50个中等大小的苹果，才算是大剂量地摄入维生素C。适量吃水果不会有风险，但吃海鲜后不要吃维生素C片。

问：吃海鲜的时候喝什么饮料合适？

答：可以选择苏打水。因为海鲜中含有高嘌呤，苏打水可以促进嘌呤的代谢，防止高尿酸和痛风。

◎ 常见的饮食误区，你知道吗

这一节我主要介绍人们日常生活中存在的错误饮食观念，告诉大家常见的饮食误区有哪些，这些饮食误区会给人体带来怎样的影响，如何才能正视这些饮食误区或矫正这些误区……走出这些饮食误区才能吃得更健康、更科学。

喝红酒加雪碧更营养

如果参加一些宴会，我们就会发现好多人用红葡萄酒兑雪碧喝，还说这是营养保健的作用会更强。这样的说法并不科学。红酒，尤其是干红，含有的单宁物质比较高，这是一种对心血管疾病有益的成分。干红的糖分少，有些人不喜欢，而雪碧是一种高糖的碳酸饮料，它的主要成分是玉米糖浆和柠檬酸。把雪碧加到红酒里，结果是降低了酒精含量、单宁的含量，提高了糖的含量，增加了二氧化碳含量。简而言之，不仅破坏了红酒本身的味道和较高的保健价值，还额外增加了热量，犹如开奔驰穿拖鞋，不配的搭法。如果是为了改善口感，就可以偶尔试试，但不能错误地推广。

吃肉类"腿"越少越好

"吃四条腿的不如两条腿的，吃两条腿的不如没有腿的。"很多年前，营养专家就对人类食肉方式给出以上说法。意思是说，吃四条腿的牛、羊、猪的肉不如吃鸡、鸭等禽类的肉，吃禽类的肉不如吃鱼肉。

其实，食用过多的肉类会造成体内脂肪和蛋白质等营养素超标，从营养角度来说，天上飞的和水里游的属于白肉，自然比在地上跑的红肉营养价值要高。不过，饮食讲究的是少食多餐的原则，只有当食物种类够多，才能使营养均衡，而不是因为某一种食物营养好而盲目摄入。

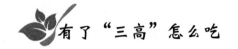

吃粗粮类越杂越好

近些年，由于"富贵病"的大规模来袭，我们提倡吃杂粮，而一些上层人士的食谱，也不像一般人想象的满是山珍海味，恰恰相反，他们吃的是更多的粗粮，更少的肉类。他们一系列饮食方法，绝大部分普通老百姓也可以如法炮制。那是不是越杂越好呢？

杂粮中含有大量的纤维素，会对大肠产生机械性刺激，促进肠蠕动，使大便变软畅通，这对于预防肠癌和由于血脂过高而导致的心脑血管疾病是十分有利。多进食纤维素，对人体也是不利的。首先，纤维素不但会阻碍有害物质的吸收，也会影响人体对食物中的蛋白质、无机盐和某些微量元素的吸收。若是25～35岁这个年龄段的人，吃粗杂粮太多，则会影响人体机能对蛋白质、无机盐和某些微量元素的吸收，甚至影响到生殖能力。比如，吃煮、炒的黄豆，人体对蛋白质的吸收消化率最多的有50％，而把黄豆加工成豆腐后，吸收率马上升到90％，其原理在于加工后破坏了豆中的纤维成分。

因此，长期大量进食高纤维食物，会使人体蛋白质补充受阻，脂肪摄入量不足，微量元素缺乏，因而造成骨骼、心脏、血液等脏器功能的损害，降低人体免疫抗病的能力。那么吃多少高纤维素食物即杂粮才真正有利人体呢？一个健康的成年人，每天的纤维素摄入量以10～30克为宜，蔬菜中纤维素较多的是韭菜、芹菜、茭白、南瓜、苦瓜、红豆、空心菜、黄豆、绿豆等，应适量食用。饮食不必忌这戒那，尽量全面而杂，切忌单一。杂粮摄入并不是越多越好，而是要掌握在一定的限度内，这是保证各种营养成分全面取得的前提。

微波加热食物会致癌

网友说家里有台微波炉，都不怎么使用，听说容易致癌。是不是真的？

因为微波是一种辐射，所以许多人自然而然地认为它会致癌。微波是一种电磁波，跟收音机、电报所用的电波、红外线以及可见光本质上是同样的东西。它们的差别只在于频率的不同，微波的频率比电波高，波长比红外线和可见光低。电波和可见光不会致癌。有人说微波的辐射跟X光辐射类似，其实不是这样的，微波的辐射指微波的能量可以发射出去，跟X光以及放射性同位素产生的辐射是不一样的。X光虽然也是电磁波，但是其频率比微波高很多，因而能量也高，而放射性同位素在衰变过程中会放射出粒子，所以它们能让生物体产生癌变。

所以，微波不会致癌，也不会让食物产生致癌物质。甚至，它还有助于避免致癌物的产生。对于鱼、肉等食物来说，传统的加热方式，尤其是烧、烤、炸等容易导致肉变焦，从而产生一些致癌物。用微波炉加热可以有效降低这类致癌物的产生。

鸡肉不如鸡汤营养高

张阿姨说炖了一锅鸡汤，有人说鸡肉营养价值高，也有人说鸡汤营养高，到底怎么回事？

其实鸡肉主要给我们提供了大量的优质蛋白质，还有少量的脂肪。鸡肉富含维生素和矿物质，在炖鸡肉的过程中，脂肪、维生素、矿物质和骨头中的钙比较容易溶解到汤中。脂溶性的香味物质是溶解到脂肪里的，随着脂肪一并进入汤里，而水溶性的香味物质自然容易进入汤里，这就是为什么汤好喝，但是，汤好喝并不意味着我们人体最需要的蛋白质这个营养成分也进入了汤里。鸡肉中的蛋白质种类比较多，在炖的过程中只有一小部分会溶到汤里。如果只喝汤不吃鸡肉，那就少摄入了90%以上的蛋白质。因此，要美味就喝汤，要营养就吃肉。两个都兼顾的话那就通吃。

香蕉和酸奶不能同吃

本来就有"三高"的王大姐告诉我:"我今早一个同事喝着酸奶,手里拿着根香蕉。正准备吃,旁边一个说:香蕉和酸奶不能一起吃。原因是什么呢?有毒还是营养冲突?希望得到营养师的解释。"

酸奶和香蕉不能同时吃是没有科学根据的,没有理由的禁忌最好不去相信。

酸奶和香蕉同吃,在营养上没有任何不利之处,营养素还有一定程度的互补:酸奶不含有膳食纤维和维生素C,而香蕉有;香蕉中不含有维生素A、蛋白质,而且维生素B_2极低,而牛奶中这些营养素都很丰富。

两者同食有可能发生的问题是一些脾胃虚寒容易腹泻的人,喝了刚从冰箱拿出来的酸奶,再加上促进肠道蠕动的"滑肠"食品香蕉,更容易发生腹痛腹泻的问题。而一些容易便秘的人如此食用,反而能够促进排泄,有益健康。

我经常早上一起吃酸奶和香蕉,吃了后很快就有便意!非常不错,所以还有具体情况具体对待。

吃水果不削皮更营养

"辣妈"刘颖最近遇上了难题:宝宝爱吃苹果,爷爷每次都是洗干净后,连皮一起给他吃;而奶奶却总要削了皮再给宝宝吃。为此爷爷和奶奶经常争论,爷爷认为水果皮也有营养,连皮吃水果营养不浪费;而奶奶则认为水果皮不干净,有农药,所以应该削皮以后再吃。那么他们俩谁的观点正确呢?

准确地说,他们两人的观点都有道理。果皮内所含维生素含量确实比果肉里的高出许多,但随着农药在农林业中的广泛应用,一些农药能随着果实的生长而附在果皮上。尽管果皮维生素含量高于果肉,但果皮中的农药残留量也比果肉高出许多倍。这些残留在果皮上的农药用清水很难洗掉,为了健康,吃水果能削皮的还是削皮好,特别是那些外皮鲜艳的水果,除非确信是绿色环保无公害的水果。对于那些不能削皮的水果如葡萄、草莓等，可使用家用洗涤剂清洗，洗涤剂中含有多种活性物和乳化剂，能把各种污渍和农药等有害物质变成能溶于水的物质，漂洗时随水冲走。

水果除了能削皮的要削皮吃以外，对于那些不能削皮的水果（如葡萄、草莓等）正确的清洗方法是：在清水中滴几滴餐具洗涤剂，搅拌一下，再将其表面泥土等洗去后，放在含有洗涤剂的清水中浸泡10分钟，捞出后晾干。

另外，水果忌用酒精消毒。酒精虽能杀死水果表层细菌，但会引起水果色、香、味的改变，酒精和水果中的酸发生作用，会降低水果的营养价值。

搭配不当食物相克要人命

人们在日常生活中往往对一些食物存在饮食禁忌，即所谓的"相克食品"是绝对不能一起吃的，真的是这样吗？

事实上，食物之间的相克并不像人们所想象得那么可怕，饮食的顺序、烹调的方法、个体差异等一系列因素都会导致进食后产生一些不良反应，片面地将某两种或几种食物定义为"相克食品"是不科学的。

我们通过对民间流传甚广的所谓"相克食品"进行研究，发现螃蟹和柿子、绿豆和狗肉、鲫鱼和甘草、猪肉和百合、鸡肉和芝麻、牛肉和土豆、土豆和西红柿、韭菜和菠菜等所谓"相克食物"均无相克现象。另外，猪肝炒青椒、大头菜炒西红柿、黄瓜拌西红柿、海带炖豆腐、牛肉炖南瓜、海带熬带鱼、菠菜拌黄豆、猪肉炖黄豆、羊肉炖土豆、海杂拌水果、茶叶煮鸡蛋等通过实验者试食并记录相关反应，认为这些食物均不构成相克。

所谓的"食物相克"只有在尊重医学的前提下才可以下结论。生活中产生食物相克甚至致人死亡的说法很可能是偶然巧合导致以讹传讹，或是食物污染中毒，或是一些人的特殊体质产生食物过敏，并非食物天生"相克"。

人们进食的顺序、个体差异、烹调方法等可能会引起某两种食物"相克"的错觉。比如冬天空腹吃柿子，吃完之后再吃螃蟹、加上点醋，如果是本身有胃病的人，如此进食后就会对身体产生不良的影响。一旦出现这种现象，人们就会误以为是螃蟹和柿子相克，实际上空腹吃柿子或生冷的食品，本身就会引起身体不适。

另外，任何一种食物都含有上千种营养素，而食物间营养素的相互影响是客观存在的，这种影响通过平衡膳食可以进行弥补，但不能简单将其归为"相克"。比如大家普遍认为菠菜和豆腐不能一起吃，因为菠菜中所含的草酸和豆腐中含有的钙结合后会产生草酸钙，破坏人体对钙的吸收和利用。事实上，这两种食物共食只是会影响钙的吸收，但并不是两种食物相克。要解决这个问题也很简单，因为菠菜中含有的草酸溶于水，只要把菠菜过热水焯一下再和豆腐炖着吃就不存在任何问题了。

所以，不要相信食物相克会致人死亡，一些说法未见科学证据，理论上没有解释，实践中也未得到证实。

空腹吃，后果很严重

"空腹不能喝茶，空腹不能喝牛奶，空腹不能吃水果……"关于空腹饮食禁忌的话题一直受人关注，你只要在搜索引擎中输入"空腹"和"不能"两个关键词，电脑屏幕上就会弹出成千上万关于"空腹不能吃××"的页面，这些说法真的可信吗？

其实关于"空腹不能吃什么"的问题不能一概而论，应该分情况探讨。

对所有人来说，有些食物最好别在空腹的情况下食用。一类是对胃肠刺激较大的食物，如空腹喝酒会刺激胃黏膜，长期会引起胃炎、胃溃疡等疾病，而且人空腹时本身血糖水平就较低，此时饮酒很容易低血糖，出现头晕、出冷汗等症状。另外，空腹喝大量浓茶会摄入过多咖啡因，可能引起心跳加速，产生胸闷、心悸等不适。另一类最好不要空腹吃的食物是高蛋白低糖类的鱼、肉。它们是以蛋白质和脂肪为主的食物，其中糖类含量通常低于2%，而蛋白质含量却高达15%以上，脂肪含量也偏高。所以如果在空腹时大吃鱼肉类，就会造成蛋白质分解转变成能量的后果。一方面浪费了很多蛋白质，另一方面产生大量含氮废物，增加肝脏和肾脏的负担。建议大家在吃上述食物之前，应该先吃些馒头、饼干等淀粉类食物垫垫。

对一些特殊人群来说，空腹吃东西时确实有一定的禁忌。首先，乳糖不耐的人不要空腹喝牛奶，因为他们无法把牛奶中的乳糖分解成葡萄糖及半乳糖，空腹饮用更容易导致肠内堆积大量短链脂肪酸和气体，从而出现腹泻、腹胀或腹绞痛等症状。需要解释的是，牛奶中的乳糖含量比蛋白质高，因此健康人空腹喝牛奶不存在蛋白质浪费的问题。其次，对有胃病的人（如胃炎、胃溃疡）来说，空腹喝豆浆可能对胃部造成刺激，进而会感到不舒服。同时，这类人往往胃酸分泌过多，空腹时也不太适合吃柿子、黑枣、山楂和橘子等富含鞣酸或有机酸的水果，否则易引起腹部不适、恶心、呕吐等症状。最后，糖尿病患者空腹最好别吃只富含糖类的食物，比如精白米面制作的米饭和馒头等，这类食物极易升血糖，对控制血糖不利。

网上盛传的"空腹不能吃水果、香蕉、酸奶"等传言，是没有任何科学依据的。任何食物空腹吃太多都不好，只要适量食用，身体没有出现不适，就不会对健康造成伤害。此外，每个人的体质各不相同，建议大家细心留意一下自己身体对不同食物的反应，这比单纯去网上搜寻"空腹不能吃什么"更科学可靠。

食疗偏方是个宝

近年来人们对保健养生日益关注，民间一些食疗偏方也大行其道。它们的功效如何？是否适合所有人服用？

比如木耳是一种非常热门的食疗菜，研究发现，它有抗凝血、降血脂等作用，对防治心脑血管疾病有一定效果。传统医学认为，木耳有凉血、止血、活血等功效，确实有患者在服用木耳后，血脂异常的情况

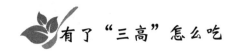

得到改善。不过部分人对木耳有不良反应，例如一位类风湿性关节炎患者，服用木耳水后，关节痹痛等症状加重；另外有高血压、高脂血症的患者，连续食用一个月后出现头晕。元代的食疗专著《饮膳正要》中已经有木耳"不可多食"的记载。

相信大家都听闻过罗汉果的神奇功效：降血糖、降血压、抗衰老、抗过敏……几乎无所不能。从传统医学的角度看，罗汉果有润肺止咳的作用，主要用于治疗燥咳。其实，古今传统医学典籍并无罗汉果治疗糖尿病等病的相关记载，临床上亦未发现罗汉果治愈糖尿病的个案。曾遇过有患者在饮用两杯罗汉果水后出现头晕，由于他的体质是脾肾两虚兼湿，性味甘凉的罗汉果并不适合他。停止饮用罗汉果水后，再服用益气健脾的中药，他的头晕很快就缓解了。

每种食物都有其作用和偏性，长期服用某一种食疗偏方，还是需要配合体质，建议先咨询有资质的医师，选择适合自己体质的食疗方。

"长寿菜"蕨菜多多益善

近年来，被称为"长寿菜"的蕨菜受到了不少人的追捧。传说中，它不仅"安全""无污染"，而且含有多种营养物质，甚至还有"抗癌"的作用。但关于蕨菜致癌的说法却也在网上广泛流传，事实真相究竟如何呢？

蕨（蕨菜是它的嫩芽）是世界上分布最广的几种植物之一，许多地方把它的嫩芽当蔬菜吃，也有人从根中提取淀粉。但一百多年前，人们注意到这种植物能够造成牛的中毒。大量食用蕨的牛，最快的会在几周之后死亡。而吃得不那么多的，骨髓功能逐渐丧失，从而导致白细胞缺乏、血小板减少以及急性大出血等症状。而吃蕨的羊，则会逐渐失明。许多研究用老鼠等各种动物做实验，证实了蕨这种植物确实能够导致动物的癌变。

有关人员在日本中部山区调查过吃蕨菜和食道癌的关系。发现在那里的居民中，吃蕨菜使男性的食道癌发生率增加了2.1倍，而女性则增加了3.7倍。在英国的北威尔士地区，胃癌发生率一直很高。1990年进行过一项研究也显示，幼年时代吃蕨菜会增加后来胃癌发生的风险。类似的研究在世界其他地方也做过一些调查，结果也基本一致。

原蕨苷在蕨菜的各部分中都有，而人吃的蕨菜——蕨的幼嫩部分中含量更高。不过，新鲜的蕨菜又苦又涩，除了个别无限追求"原汁原味""纯天然"的人，人们吃前一般要把新鲜蕨菜用草木灰、碱水或焯水等方法进行处理。而这样做会大大降低原蕨苷的含量。不过，这样的处理只是降低，而不是彻底消除。

总的来说，"蕨菜致癌"这个结论有着相当坚实的科学证据支持，并不提倡大家吃蕨菜来养生，当然只是偶尔尝鲜也没多大问题。

血豆腐能补血

李女士问："我最近面色苍白，还经常怕冷。听人说是贫血，吃点血豆腐可以起到补血的作用。请问，吃血豆腐真能补血吗？"

不可否认的是血豆腐中含有丰富的血红素铁，对于缺铁引起的贫血有较好的作用。食物中的铁可分为血红素铁和非血红素铁，血红素铁主要存在肉、禽、鱼、动物血中，吸收不受消化液或其他食物因素影响，吸收率较高，约为25%。而非血红素铁必须先在胃酸作用下还原成亚铁离子才被吸收，而且吸收率受其他食物因素影响，如蔬菜、谷类、茶叶中的磷酸盐、植酸、单宁等，吸收率一般为3%～8%。非血红素铁主要存在于谷、豆、蔬菜、瓜果等植物性食物中。有的食物也能帮助铁的吸收，比如"肉、鱼、禽因子"、富含维生素C的食物等。因此，缺铁引起的贫血患者，可以多吃一些含铁丰富且吸收率高的动物血、肝、肉、禽、鱼。

不过，还有一种贫血却是由叶酸或维生素B_{12}缺乏引起的，即巨幼细胞贫血，又称为营养性大细胞性贫血。这种贫血常见于婴幼儿期、孕妇和乳母。叶酸缺乏引起的贫血主要存在于生长发育期的儿童及青少年，甲亢、血透者及长期服用某些药物的人。而维生素B_{12}缺乏常见

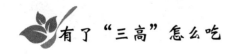
于老年人、部分胃切除患者和素食者。叶酸广泛存在于动植物性食物中，大豆发酵食品中含有一定量的维生素B$_{12}$。

因此，要预防贫血，不光是要补充肝、肾、瘦肉、动物血等食物，绿叶蔬菜和新鲜水果也是十分必要的。

这些都是我们常见的饮食误区，如果被这些误区蒙住了眼睛，恐怕以后再有"食疗大师"出山，还会有无数人为"食疗"付出代价。所以我们自己搞清楚才是正道。

◎ 在外吃饭怎样避免发福

我常常和营养精英班的同学一起讨论：在外就餐为什么会发胖？有哪些原因导致的？应该怎么注意？很多人都吵着要减肥，可是吃饭的习惯和行为很有问题，如减肥的人还天天下馆子吃饭，这样当然不容易控制体重。

我们都有这样的感觉，到外边吃饭，一个人吃饭又不好点菜，来碗面条，食物太单一，再来一个菜，也许就吃不完。为了不浪费，还是吃了吧。一般来说多人聚餐，菜品也多，但是油和盐肯定要摄入得多。在外就餐是肥胖、糖尿病以及心血管疾病等慢性病增加的因素之一。所以，要控制在外就餐的频度，建议你尽量回家自己做。

自己做饭可以控制油和盐的摄入量，可以选择蒸、煮、炖等健康的烹饪方式而不用煎、炸、烤的方法。如果必须在外就餐，就应该特别注意以下几点。

（1）可以先喝汤，可选择喝冬瓜海米汤、西红柿鸡蛋汤、紫菜鸡蛋汤、疙瘩汤、海带豆腐汤等。

（2）吃的顺序要改为先吃蔬菜、豆制品，后吃肉菜。

（3）在吃菜的时候，可以吃米饭，吃米饭的时候，每次吃一点不要狼吞虎咽，一碗米饭就着桌子上的菜慢慢吃。很多人喜欢吃菜，不吃饭，这样也不好，因为高能量的食物会摄入更多。一口米饭一口蔬菜的吃法营养更均衡。

（4）在外就餐时，如果觉得菜品油多盐多，就准备个盛凉开水的碗，在里边涮一下再吃，达到少油少盐的效果。

（5）尽量选择蒸菜和炖菜，不选择烧烤和煎炸菜品。

（6）吃自助餐要适度。

（7）选择白开水，不喝甜饮料。

（8）酒也是纯能量食物，能不喝就不要喝。

（9）主食选择粗杂粮，或者"五谷丰登"这道常见菜。

只有注意以上几点，才能较好地控制体重。

◎ 调味那些事儿

酱油、盐和味精是厨房最常见的调味品。对于美味的菜肴，调味品可谓是功不可没，如何才能让全家人在享用香喷喷的菜肴的时候，吃得更健康？这一节我们就说说调味品那些事儿，为了让大家更好地掌握这些内容，我把调味品的名称、所含营养素、营养分析、不适人群、使用窍门、选购窍门、保存方法等几个大家最关心的问题逐一阐述。

葱

所含营养素：蛋白质、糖类、胡萝卜素、维生素C、钙、磷、

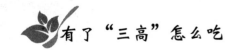

铁、果胶。

营养分析：解热祛痰；刺激消化液的分泌，开胃健脾；抑制细菌和病毒的侵袭；减少结肠癌的发生。

不适人群：表虚多汗自汗者、狐臭者。

使用窍门：烹调贝类虾蟹时，应多放一些大葱，可避免过敏反应；经常吃葱，可以补脑，葱是脑力劳动者的"绿色补品"；葱不能跟蜂蜜一块食用，因为蜂蜜当中的有机酸跟葱中的硫化物结合，会产生一些毒素，刺激人的肠道，会使人腹泻。

选购窍门：要有手感，用手捏捏大葱的茎，有硬实感，就是俗称的"铁杆葱"；选粗壮茎长的大葱，较细的大葱风干较快。

保存方法：把葱洗净切段，用塑料盒或保鲜袋装好，放入冰箱冷冻室，可以长期保存，需用时掰一块。

姜

所含营养素：蛋白质、挥发油、姜辣素、胡萝卜素、钙、铁、磷。

营养分析：解毒杀菌；抗衰老，老年人常吃姜可除"老年斑"；姜可健胃止痛、发汗解热。

不适人群：阴虚内热者、邪热亢盛者。

使用窍门：吃姜不要去皮；不要吃腐烂的生姜；服用鲜姜汁可治因受寒引起的呕吐，对其他类型的呕吐则不宜使用。

选购窍门：选生姜应挑本色淡黄的，用手捏肉质坚挺，不酥软，姜芽鲜嫩的，同时还可用鼻子嗅一下，若有淡淡的硫黄味，则千万不要买。

保存方法：置阴凉潮湿处，或埋入湿沙内，防冻。

蒜

所含营养素：蛋白质、脂肪、胡萝卜素、维生素B_1、维生素C、钙、磷、铁、大蒜辣素、大蒜甙。

营养分析：蒜中所含的大蒜素可杀死多种病菌；降血压、降血糖、降胆固醇；祛斑、美白、增强弹性；防癌。

不适人群：痔疮患者、肝病患者、肾病患者、眼疾患者、胃肠道出血患者。

使用窍门：大蒜可生食、捣泥食、煨食、煎汤饮或捣汁外敷、切片炙穴位；发了芽的大蒜食疗效果甚微，腌制大蒜不宜时间过长，以免破坏营养成分；蒜辣素怕热，遇热后很快分解，其杀菌作用降低，因此，预防和治疗感染性疾病应该生食大蒜。

选购窍门：轻轻用手指挤压大蒜的茎，检查其摸起来是否坚硬，好的大蒜应该摸起来没有潮湿感。应避免选软的、发霉的、表皮皱皱巴巴的，或者已经开始发芽的大蒜。

保存方法：把新鲜大蒜放在没有盖子的或者盖子比较松的容器里，或者放在阴凉、黑暗的地方，避开阳光和热源。大蒜不能放冰箱内。

花椒

所含营养素：不饱和有机酸、花椒素、挥发油。

营养分析：促进食欲，去除食材异味；降低血压；驱除寄生虫。

不适人群：阴虚火旺者、孕妇。

使用窍门：烹调鱼及肉类放少许花椒能去腥增鲜；做饭时，放少许花椒末，能使饭清香馥郁；腌制禽肉时，放入花椒，可防腐去腥增香。

选购窍门：捏，干燥为好；闻，是天然的香味，而不是霉变味或其他杂味；看，主要是看花椒的色泽、椒粒的大小、开口的多少以及有无杂质；尝，麻味醇正者，方为上品。

保存方法：焙干后干燥密封保存。

胡椒

所含营养素：挥发油、胡椒碱、胡椒脂碱。

营养分析：祛风健胃；抗惊厥；可治疗反胃呕吐、宿食停积、食

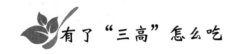

物中毒等疾病。

不适人群：阴虚有火者、发炎者。

使用窍门：每次食用在0.3～1克比较适宜；与肉食同煮的时间不宜太长，因为黑胡椒中含挥发油，受热时间太久会使它独特的香辣味挥发掉；温度越高，黑胡椒的香味越浓。

选购窍门：看，优质的胡椒颗粒大而且均匀、胡椒颗粒饱满、洁净、干燥、香味纯正、无霉、无虫。

保存方法：密封，遮阳，避热保存。

大料

所含营养素：茴香脑、茴香醛、茴香酮。

营养分析：刺激胃肠神经血管，促进消化液分泌，有健胃、行气的功效；增加白细胞的数量，缓解白细胞减少症。

不适人群：阴虚火旺者。

使用窍门：做厚味菜用，比如炖肉时，与肉一起下锅，由于炖肉时间长，大料可充分水解入肉，使其味更醇香；腌制使用。如腌鸡鸭蛋、香椿、香菜时，放入大料别具风味；炸汁用。油热后，放入大料，提香。

选购窍门：优良的大料颗粒整齐完整，棕红色并有光泽，朵大饱满，荚边开裂缝较大，能看到荚内明亮的籽粒。大料以个大肥壮、色泽红褐鲜明、无枝梗、形状完整无缺损、呈八角形、香味浓烈者为优。

保存方法：干燥密封保存，防霉防潮，霉变前均可食用。

酱油

所含营养素：蛋白质、维生素B_1、维生素B_2、烟酸、钙、铁、钠。

营养分析：增进食欲；解热除烦、解毒。

不适人群：服用治疗血管疾病或胃肠道疾病药物者、高血压患者、心脏病患者。

使用窍门：最好在菜肴将出锅前加入酱油，略炒煮后即出锅；烹调酱油不要用作佐餐凉拌用。

选购窍门：酱油上标注供佐餐用或供烹调用，两者的卫生指标是不同的，所含菌落指数也不同。供佐餐用的可直接入口，卫生指标较好，若是供烹调用的则千万不要用于拌凉菜。

保存方法：瓶内放一段葱白，或几个蒜瓣，或加一点烧酒，可以防霉。也可以将酱油煮开晾凉后再装瓶。

食盐

所含营养素：钠、氯。

营养分析：杀菌消毒；调节人体酸碱平衡；维持人体渗透压。

不适人群：高血压患者、肾病患者、心血管疾病患者、咳嗽消渴者。

使用窍门：世界卫生组织的推荐用量为每人每天6克；煮鸡蛋时，放点盐和醋，蛋壳不易破碎；破了壳的蛋，在盐水中煮，蛋白不易流出；蒸隔日的剩饭，水中加少量盐水，可除掉异味。

选购窍门：假盐包装袋两侧有明显折痕，真盐是没有的；假盐的防伪标志贴得很不整齐，但是真盐的防伪标志会贴在包装袋的正面靠上正中位置，并且很正；假盐的产品编号都是一样的，但是真盐的每袋都不同；假盐一般没有生产日期，真盐一定有；假盐比真盐要淡，炒菜要放很多。

保存方法：应储存于阴凉、常温避光、通风干燥处，不得与酸碱混存。

白糖

所含营养素：糖类、氨基酸、维生素B_2、钙、磷和铁。

营养分析：为人体提供高热量;解毒醒酒、化痰止咳；润肺生津、补中益气、清热润燥；适当食用白糖可促进钙质吸收。

不适人群：肥胖者、老年人、高血压患者、动脉硬化患者、冠心

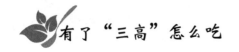

病患者、糖尿病患者。

使用窍门：用酱油烧菜时，酱油中的糖分有些被分解，菜肴往往带有酸味，在炒菜时加点糖，酸味即可消除；煮火腿前，可先在火腿上涂些白糖，容易煮烂，并有提味的作用；用温糖水浸泡干蘑菇，可使之更鲜美；食物加糖后，霉菌不易侵入，可以延长保质期；炒菜时不小心把盐放多了，加入适量白糖，就可解咸。

选购窍门：一是看，白砂糖外观干燥松散、洁白、有光泽；二是闻，用鼻闻有一种清甜之香，无任何怪异气味；三是摸，用手摸时不会有糖粒沾在手上，松散，说明含水分低，不易变质，易于保存。

保存方法：白砂糖应保存在干燥、阴凉处，包装袋或包装盒打开后，最好装入密封的玻璃或塑料瓶中或用毕后立即把塑料袋口封紧避免受潮和阳光直射，白砂糖的保存期一般为18个月。

红糖

所含营养素：糖类、氨基酸、胡萝卜素、维生素B_2、烟酸、钙、铁、锌、锰、铬。

营养分析：可保持机体活力；加速血液循环，刺激机体的造血功能；补充皮肤所需营养，保持皮肤弹性；补血养颜。

不适人群：老年人、糖尿病患者。

使用窍门：用红糖30克和鲜牛奶（奶粉）适量，将红糖用热水溶化，加入鲜牛奶或者奶粉后充分搅拌，以敷在面部不流淌为度，30分钟以后用清水洗净。每天一次，连续3个月左右可以使导致皮肤黑暗的黑色素减轻很多。

选购窍门：呈晶粒状或粉末状，干燥而松散，不结块，不成团，无杂质，其水溶液清晰，无沉淀，无悬浮物的为上品。结块或受潮溶化的则为次品。融化流卤、有杂质、糖水溶液中可见沉淀物或悬浮物的就最好不要买了。

保存方法：红糖如果结成硬块，就可将苹果切成小块，放在盛放红糖的容器中，过两三天糖块自动松开时再把苹果取出。红糖应放在干燥通风处。

料酒

所含营养素：氨基酸、糖分、糊精、有机酸类、酯类、醛类、酒精、杂醇油。

营养分析：去除食材异味；促进食欲，具有开胃作用；料酒可杀毒灭菌。

不适人群：酒精过敏者。

使用窍门：烹调中最合理的用酒时间，应该是在整个烧菜过程中锅内温度最高的时候；上浆挂糊时，也要用酒，但用量不能多，否则就会挥发不尽；用酒来糟醉食品，往往不加热，这样酒味就更浓郁了；不宜用啤酒和白酒代替料酒烹饪。

选购窍门：正规产品商标外观整洁、清晰，有生产厂家、企业和行业标准；伪劣产品一般是用酒精、色素加水勾兑而成，没有料酒特有的香气，酒体混浊，酒精浓度在3%～5%之间的不具有料酒的营养功能。

保存方法：料酒开封后应尽早用完，不使用时，放在低温、通风、干燥条件下保存。

醋

所含营养素：醋酸、氨基酸、钙、维生素B_1、维生素B_2、烟酸、琥珀酸、柠檬酸。

营养分析：消除疲劳；增进食欲，促进消化与吸收，增强肠胃的杀菌能力；促进食物中的钙、铁、磷等矿物质溶解于水中，帮助人体摄入更多钙质；增强肝脏机能，扩张血管，防止心血管疾病与糖尿病的发生；预防流感、上呼吸道感染等呼吸道疾病；黑醋具有防癌效果；治疗失眠，抗衰老，抑制和降低人体衰老过程中过氧化物的形成；调解血液的酸碱平衡。美容护肤，养发美甲，减肥健美。

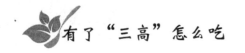

不适人群：对醋过敏者；低血压者；胃溃疡和胃酸过多患者；服用磺胺类药物，碳酸氢钠、氧化镁、胃舒平等碱性药，庆大霉素、卡那霉素、链霉素、红霉素等抗生素药物的患者；服用"解表发汗"中药的患者；骨折治疗和康复期间的老年人。

使用窍门：在烹调鱼类时，加入少许醋可破坏鱼腥；在炖肉和煮牛肉、海带、土豆时，加少许醋可使之易熟易烂；炒茄子时，加少许醋能使炒出的茄子颜色不变黑；在浸泡的生鱼中加少许醋可防止鱼腐败变质。

选购窍门：看标签，按照国家标准的要求，一般来说，食醋的总酸含量要≥3.5克/100毫升；看色泽、体态，闻香气、尝滋味，好的食醋应有食醋特有的香气和酯香，不得有不良气味，酸味柔和，回味绵长，有醇香，不涩，无异味，酿造食醋具有琥珀色或红棕色，有光泽者为佳品，体态澄清、浓度适当，无悬浮物、沉淀的产品质量较好。

保存方法：在装食醋的瓶中加入几滴白酒和少量食盐，混匀后放置，可使食醋变香，不容易长白醭，可储存较长时间；在醋瓶中放一段葱白、几个蒜瓣，亦可起到防霉的作用；食醋不宜用铜器盛放，因为铜会与醋酸等发生化学反应，产生醋酸铜等物质，食之不利于健康。

豆豉

所含营养素：蛋白质、氨基酸、还原糖、钠。

营养分析：溶解血栓，有助于血液健康；改善胃肠道菌群，帮助消化和吸收；预防疾病、延缓衰老、增强脑力、消除疲劳；提高肝脏解毒功能，有效预防癌症。

不适人群：无。

使用窍门：每天40克左右，尽量不要多食。适合更年期妇女、糖尿病患者和心血管病患者食用。

选购窍门：看：黑褐色、油润光亮。闻：酱香、酯香浓郁无不良气味。尝：鲜美、咸淡可口，无苦涩味。摸：颗粒完整、松散、质地较硬。

保存方法：优质豆豉大都呈颗粒状，黄褐色或黑褐色，滋味鲜美、咸淡适口，有特殊香气。豆豉应装在密封容器里，存放于干燥凉爽处，保质期1年以上。

蜂蜜

所含营养素：蛋白质、葡萄糖、果糖、蔗糖、维生素B_1、维生素B_2、维生素B_6、维生素C、维生素K、泛酸、烟酸、胡萝卜素、柠檬酸、苹果酸、琥珀酸、淀粉酶、镁、硫、磷、钙、钾、钠、碘。

营养分析：补充体力、消除疲劳，促进人体新陈代谢；增强人体免疫力；保护心脏和血管，可预防心血管疾病；保护肝脏，促使肝细胞再生，抑制脂肪肝的形成；缓解失眠症状；润肠通便，缓解便秘、痔疮。

不适人群：糖尿病患者、脾虚泻泄者、脘腹胀满者、苔厚腻者。

使用窍门：一年之中，秋季食用最佳；食用蜂蜜一般方法是早、晚各一次，每次25～50克，以不超过60℃温开水冲服；在进早餐时，把蜂蜜涂抹在面包、馒头片上，也可把蜂蜜放入温和的豆浆、牛奶中食用；未满一岁的婴儿不宜吃蜂蜜，蜂蜜中会含有肉毒杆菌，可引起婴幼儿中毒症状；糖尿病患者不能服用蜂蜜。

选购窍门：看颜色：真蜂蜜颜色呈透明或半透明色。看形状：真蜂蜜呈黏稠液体，挑起可见柔性长丝，不断流。仔细闻：真蜂蜜气味醇正、自然，有淡淡的植物味的花香；或将一勺蜂蜜放入杯中，再加四至五倍热水使之溶化，静置三小时后如无沉淀发生则为纯蜜、好蜜。

保存方法：储存蜂蜜最好的器皿是玻璃罐或者陶罐，不能用铁罐。保质期为18个月。

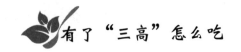

番茄酱

所含营养素：蛋白质、维生素A、维生素B族、果胶、番茄红素、苹果酸、膳食纤维、钙、磷、铁。

营养分析：增进食欲；番茄酱易于人体吸收和利用；具有强抗氧化作用，能够抑制细菌生长，并能有效预防癌症。

不适人群：无。

使用窍门：番茄酱食用宜用油炒；番茄酱与橄榄油搭配烹调最好；不宜与牛奶同食；每次以15～30克为宜。

选购窍门：推荐选购新疆产番茄酱。

保存方法：在番茄酱罐头开口处放层保鲜膜密封好，放入冰箱冷藏室可储藏许久。食用时刮去上面一层食用即可，或在蒸锅上蒸一下也可保存很久。

芝麻油

所含营养素：蛋白质、脂肪、不饱和脂肪酸、亚油酸、维生素A、维生素D、维生素E。

营养分析：保护皮肤、延缓衰老；润肠通便，可防治便秘；有助于消除动脉血管壁上的沉积物，经常食用可保护血管。

不适人群：芝麻油过敏者。

使用窍门：饮酒之前喝点芝麻油，可对口腔、食道、胃贲门和胃黏膜起到一定的保护作用；芝麻油如经高温加热，香味就会损失，故一般都是直接浇淋在菜上使用；每天食用10～20克为宜。

选购窍门：闻：小磨芝麻油香味醇厚、浓郁、独特，如掺进其他成分，则有其他气味或异味。搓：倒几滴芝麻油在手掌心，使劲搓，如果是真芝麻油就会继续有清香的味道；如果是假芝麻油就会有股异味。试：用筷子蘸一滴芝麻油滴到平静的凉水面上，纯芝麻油会呈现出无色透明的薄薄的大油花，而后凝成若干个细小的油珠。掺假芝麻油的油花小而厚，且不易扩散。看：芝麻油的保质期一般是12～18个月。接近保质期最后期限的尽量不要买。

保存方法：把芝麻油装进一小口玻璃瓶内，每500克加入食用盐1克，将木塞将瓶口塞紧，充分摇动，使食盐溶化，放在避光处3天左右，再将沉淀后的芝麻油倒入深色玻璃瓶中，拧紧瓶盖，放于避光处随吃随取。

橄榄油

所含营养素：蛋白质、脂肪、不饱和脂肪酸、亚油酸、维生素A、维生素D、维生素E。

营养分析：对动脉硬化、高血压、心脏病、心力衰竭、肾衰竭、脑出血等疾病具有显著的预防作用；防辐射；有效缓解便秘；有助于维持骨骼和牙齿健康；橄榄油对于乳腺癌、前列腺癌、子宫癌、结肠癌有一定的预防作用；清除人体自由基，减少面部皱纹，保持肌肤弹性。

不适人群：无。

使用窍门：日常护肤：洁肤后涂上本品，有益于保持水分并滋润营养肌肤，消除及延缓皱纹出现，减缓皮肤老化速度。产后护肤：用一匙橄榄油搽于妊娠纹处，轻轻按摩，长期坚持，可去除妊娠纹或使之变浅。煮饭时倒入一匙的橄榄油，可使米饭更香，且粒粒饱满。橄榄油的烟点在240～270℃之间，这已经远高于其他常用食用油的烟点值，因而橄榄油能反复使用不变质，是最适合煎炸的油类。

选购窍门：看：油体透亮，浓，呈浅黄、黄绿、蓝绿、蓝直至蓝黑色，色泽深的橄榄油酸值高、品质较差。闻：有果香味，不同的树种有不同的果味。尝：口感爽滑，有淡淡的苦味及辛辣味，喉咙的后

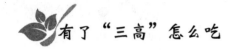

部有明显的感觉，辣味感觉比较滞后。

保存方法：最佳保存温度为5～15℃，保质期通常为24个月；要避免强光照射，特别是太阳光线直射；要避免高温；使用后一定要盖好瓶盖，以免氧化；勿放入一般的金属器皿保存，否则，随着时间的推移，橄榄油会与金属发生反应，影响油质。

这些都是日常生活中常用的调味品，了解了这些，我们在食物烹煮时就可方便取舍。要尽量保留原汁原味的鲜美，过于依赖调味品，除了破坏食物的营养外，也会在不知不觉中损害自身乃至全家人的健康。

第七章

你所不知道的简单易行的吃法

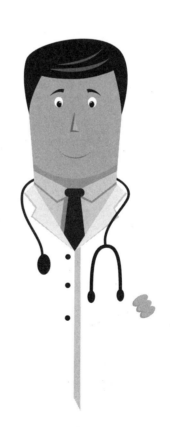

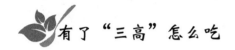

◎ 简单易学的减肥早餐

经常有人跑到工作室问我：减肥怎么吃？减肥对女人是一生的主题，也有越来越多的男士开始关注这个问题。所以这是个大话题，也是老生常谈的又是大家关注的问题。今天，我们就讲讲如何通过营养早餐来健康地瘦身和减重。

其实，不少肥胖者不是吃得多，而是不会吃。吃得多是量很多，能量超标。也许对一种食物钟情就爱吃那几样。而不会吃的概念就是什么都吃，不做任何选择。酸甜苦辣咸全来，长期暴饮暴食都会引起超重和肥胖。

很大一部分人不爱吃早餐，或者从来就没有吃早餐的习惯，这也是导致肥胖的一大重要因素。对于肥胖者来说，早餐必须要吃，否则，一个上午，你会无精打采，更容易随便抓起身边的甜点和零食吃，要知道很多零食都是香甜口味的，最容易使人发胖。

吃好早餐对于肥胖人群来讲很有必要。吃什么？怎么吃？让我告诉你如下几种简单的营养早餐搭配。

（1）蒸紫薯+酸奶+水煮鸡蛋

（2）蒸红薯+苹果+水煮鸡蛋

（3）蒸山药+鸡蛋+鲜榨芹菜胡萝卜汁

（4）蒸土豆+酸奶+橘子

（5）蒸玉米+豆浆+草莓5个

（6）蒸南瓜+酸奶+水煮鸡蛋

（7）火龙果+酸奶+水煮鸡蛋+开水冲的纯燕麦片

一周早餐食谱就这么简单，既营养又健康，下面我来逐一分析。

高膳食纤维

这一周的早餐中，我推荐的几乎都是薯类的食物，这类的食物不仅维生素和矿物质含量很高，膳食纤维含量更高，膳食纤维可加快肠道蠕动，轻松排便，让肠道顺畅，起到排毒养颜作用。用的烹饪方式是蒸。例如蒸紫薯的功效：蒸或煮着吃紫薯，可以更多地保留其中丰富的维生素，而且不建议大家烤紫薯吃，因为烤制过程会破坏紫薯的维生素C等营养成分。紫薯富含β-胡萝卜素、黏蛋白、膳食纤维和花青素以及其他多种维生素矿物质，适合减肥人士食用。紫薯还具有降血脂、降胆固醇的作用。紫薯富含的花青素是一种强有力的抗氧化剂，能够保护人体免受自由基等有害物质的损伤，还能增强血管弹性、促进血液循环。蒸的红薯中含大量黏液蛋白、黏液多糖等，它们能保持人体心血管壁的弹性，防止动脉粥样硬化的发生。喜欢吃烤红薯的人可以去超市或菜市场选购新鲜干净、表皮光洁的生红薯，自己用微波炉烤，这样的烤红薯是"放心红薯"。

再例如山药，这可是减肥的好东西。山药含有大量的消化酶，能促进蛋白质和淀粉的分解，帮助消化，提高人体新陈代谢，减少皮下脂肪的沉积，避免肥胖，被称为"零脂肪主食"。换句话说，就是山药特别能刮胃肠道的"油水"，有降脂清肠的功效，对血脂、血压、胆固醇"三高"的心血管患者来说，平时多吃山药这类根茎食物取代部分主食，对身体健康有莫大的裨益。早上起来，把洗好的薯类或山药直接扔进蒸锅，15分钟左右即可以熟。不会占用很多时间，放进锅里后，你再做其他的事情，一点都不耽误。

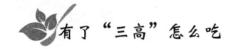

优质蛋白质

鸡蛋、酸奶都是营养丰富而且廉价的优质蛋白食品。

鸡蛋在你洗脸漱口的时候用水煮几分钟，酸奶直接就能喝，无须耽误额外的时间。蛋白质是一切生命的物质基础，是机体细胞的重要组成部分，是人体组织更新和修补的主要原料。人体的每个组织，比如毛发、皮肤、肌肉、骨骼、内脏、大脑、血液、神经、内分泌等都是由蛋白质组成的，所以说饮食造就人本身。让早上有活力，不能缺少优质蛋白质。水煮鸡蛋和酸奶能量不高，但营养价值高。

维生素和矿物质

早上吃水果很方便、省时，洗洗就可以吃。更重要的是，水果能量很低，适合肥胖人群。

简单的早餐需要大家动动手来操作，操作的过程也是一个消耗能量的过程，能起到减肥的作用，再加上吃这些低脂肪、高蛋白、高膳食纤维的食物，健康减肥不是问题。

◎ 高血压食疗药膳

市场上有很多关于高血压的食疗类图书，食疗药膳更是多如牛毛，对不同的人效果肯定不一样，我们能做的最大努力就是通过大家的反馈，为大家推荐高血压食疗药膳。本节从粥类、煲汤、炒菜、凉菜、茶饮中分别推荐一款，对名称、原料、制作和功效逐一介绍。

类别：粥类

名称：菊花粥。

原料：菊花15克，粳米100克。

制作：菊花去蒂，研成细末备用；粳米加水适量，用武火烧沸，改用文火慢熬，粥将成时调入菊花末，稍煮片刻即可。可作为早、晚餐食用。

功效：清热疏风，清肝明目。

类别：煲汤

名称：丝瓜豆腐瘦肉汤。

原料：猪瘦肉60克，丝瓜250克，嫩豆腐2块，葱花适量。

制作：将丝瓜去皮，切成厚片，豆腐切块，猪瘦肉切成薄片，加精盐、糖、芡粉拌匀；在锅内加清水适量，武火烧沸，先下豆腐煮沸后，再放入丝瓜、肉片，稍煮，至丝瓜、肉片刚熟，加葱花等调味即可。佐餐食用。

功效：益气血，清虚热。

类别：炒菜

名称：芹菜翠衣炒鳝片。

原料：黄鳝120克，西瓜翠衣150克，芹菜150克，葱、姜、蒜适量。

制作：芹菜洗净切成段，西瓜翠衣洗净切成丝，然后分别在沸水中焯一下捞起；黄鳝活杀，去掉内脏、头及脊骨后用盐去黏液，放沸水中焯后，切成片；炒锅烧热，放入麻油，油热后先将葱、姜、蒜爆香，然后放入黄鳝片翻炒，半熟时放入芹菜和西瓜翠衣，待快熟时放入盐调味即可。

功效：平肝清热降压。

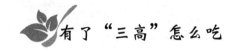

类别：凉菜

名称：芹菜凉拌海带。

原料：芹菜100克，海带50克。

制作：芹菜洗净切段，海带洗净切丝，然后分别在沸水中焯一下捞起，一起倒上适量香油、醋、盐、味精调味食用。佐餐食用。

功效：平肝清热降压。

类别：茶饮

名称：菊槐茶。

原料：菊花、槐花、绿茶各3克。

制作：将原料放入瓷杯中，以沸水冲泡，密封浸泡5分钟即可。每日1剂，不拘时频频饮服。

功效：平肝祛风，化痰降压。

◎ 高脂血症食疗药膳

这一节我把通过统计得出效果最好的高脂血症食疗药膳，从粥类、煲汤、炒菜、凉菜、茶饮中分别为大家推荐一款，从名称、原料、制作和功效方面逐一介绍。

类别：粥类

名称：山楂黄芪粥。

原料：山楂15克，黄芪15克，粳米50克。

制作：山楂、黄芪煎取浓汁后去渣，入粳米煮粥，粥成时，入白糖调味即可。可作为早、晚餐或点心食用。

功效：健脾祛瘀，降血脂。

类别：煲汤

名称：紫菜豆腐汤。

原料：紫菜20克，猪瘦肉50克，嫩豆腐100克。

制作：紫菜撕成小片，豆腐切成条，猪肉切成薄片，锅中放鲜汤，用中火烧开，加入紫菜、豆腐，水沸后再入猪肉片，肉片将熟时入味精，淋入香油调味。佐餐食用。

功效：软坚，清热降脂。

类别：炒菜

名称：爆炒三鲜。

原料：芹菜250克，玉米笋150克，香菇20克。

制作：先将香菇泡好，芹菜切成段，与香菇、玉米笋一同入锅，以植物油爆炒，将熟时加上调料，翻炒几下即可。

功效：调中开胃，降脂化浊。

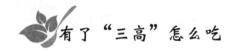

类别：凉菜

名称：凉拌芹菜。

原料：芹菜梗200克，海带100克，黑木耳50克。

制作：先将黑木耳和海带用水洗净切成丝，用沸水焯熟，芹菜梗切成3厘米长的段，入沸水稍煮捞起，上述原料冷却后加入调味品拌匀即可。

功效：降脂降压。

类别：茶饮

名称：健脾饮。

原料：橘皮10克，荷叶15克，炒山楂3克，生麦芽15克，白糖适量。

制作：橘皮、荷叶切成丝，和山楂、麦芽一起，加水500毫升煎煮30分钟，去渣留汁，加入白糖即可。每日一剂，代茶饮。

功效：健脾导滞，升清降浊。

◎ 高血糖食疗药膳

根据大家的反馈，我把通过统计得出效果最好的高血糖食疗药膳，从粥类、煲汤、炒菜、凉菜、茶饮中分别推荐一款，从名称、原料、制作和功效方面逐一介绍。

类别：粥类

名称：玉竹粥。

原料：玉竹15克，粳米100克。

制作：玉竹煎汤去渣，放入粳米，加适量水煮成稀粥，可作为早、晚餐食用。5～10天为一个疗程。

功效：滋阴润肺，生津止渴。

类别：煲汤

名称：土茯苓猪骨汤。

原料：猪脊骨500克，土茯苓50～100克。

制作：将猪脊骨加适量水煮成3碗汤，去骨及浮油，入土茯苓，再煎至2碗即成，分2次服完，每日一次。

功效：健脾气，利水湿，补阴益髓。

类别：炒菜

名称：清茶鲫鱼。

原料：鲫鱼500克，绿茶适量。

制作：鲫鱼保留鱼鳞，洗净后腹内装满绿茶，放盘中，上锅清蒸熟透即可。每日一次，淡食鱼肉。

功效：补虚，止消渴。

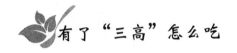

类别：凉菜

名称：木耳拌黄瓜

原料：水发黑木耳、黄瓜各100克。

制作：水发木耳焯水后撕成小朵，黄瓜洗净后切成菱形片；将黄瓜和木耳放入盘中，加适量盐、醋、蒜末拌匀即可。

功效：清热解渴，清胃涤肠。

类别：茶饮

名称：鲜奶玉露。

原料：牛奶1000克，炒熟的胡桃仁40克，生胡桃仁20克，粳米50克。

制作：粳米淘洗干净，用水浸泡1小时，捞起沥干水分，将上述原料一起搅拌均匀，用小石磨磨细，再用细筛滤出细蓉待用。锅内加水煮沸，将牛奶胡桃蓉慢慢倒入锅内，边倒边搅，稍沸即成。早晚服食，至少连服3~4天。

功效：补脾益肾，温阳滋阴。

◎ 最受高血压患者欢迎的食谱举例

下面几款降压食谱是非常简单易学的，也是最受高血压患者欢迎的，请大家跟着我学习。

芹菜粥

原料：芹菜连根120克，粳米250克，盐、味精各少许。

制作方法：将芹菜弃去老叶，洗净后，切成小段，备用。粳米淘净，备用。将准备好的芹菜、粳米放入锅内，加清水适量，用武火烧沸后转用文火，炖至米烂粥成时，再加入少许盐和味精，搅匀即可。

降压凉拌菜

原料：平菇350克，精盐2克，酱油5克，香油15克。

制作方法：将酱油、香油放入小碗内搅拌均匀。将平菇去根，去杂，放入沸水锅中焯一下，捞出，切丝后装盘，浇上酱油、香油和盐搅拌均匀即成。

泡豌豆

原料：嫩豌豆500克，老盐水500克，红糖10克，白酒5克，精盐25克，醪糟汁5克，香料包1个，干红辣椒10克。

制作方法：选择比较嫩、鲜、颗粒均匀的嫩豌豆洗净晾干，入沸水中焯一下捞起，再放入盐水中出泡1天，捞起沥干。选用缸钵或玻璃瓶做容器，先将老盐水倒入，再放入精盐、红糖、醪糟汁、白酒入钵或瓶中搅拌均匀，放入红辣椒、嫩豌豆，加入香料包，盖上盖，两天入味至熟，即可食用。

茄汁荸荠

原料：荸荠250克，香菜30克，花生油40克，盐2克，白糖25克，番茄酱40克，料酒10克，湿淀粉15克，香油10克，鲜汤少许。

制作方法：将香菜择洗干净，消毒(可用食品清洁剂清洗，然后用凉开水冲洗干净，这样可保持香菜的清香和脆嫩)，然后成小短段；荸荠削皮，洗净，横切成小薄圆片，投入沸水中焯至断生，捞出，沥水。锅置火上，放花生油烧至七成热，加入番茄酱炒散炒匀，炒出红油后，再下入荸荠煸炒几下，随即加入盐、白糖、料酒和少许鲜汤，汤汁烧开后，用湿淀粉勾芡，待裹匀荸荠，黄汁转浓后，淋入香油搅匀，出锅盛在盘中间，四周围放香菜段即成。

上面这些食谱都是我们生活中比较常见的食谱，也是降压效果比较好的食谱，最好在我们的生活中加入这些，这样有利于对血压的控制。

◎ 最受高脂血症患者欢迎的食谱举例

下面几款降血脂食谱是非常简单易学的，也是最受高脂血症患者欢迎的，请大家跟着我学习。

木耳炖豆腐

原料：水发木耳100克，嫩豆腐500克，盐、味精适量。

制作方法：木耳去杂洗净，撕成小片；豆腐切成片。待锅内油热后，投入葱姜煸香，加入豆腐、木耳、盐、味精和适量水，武火烧沸后，改为文火炖至豆腐入味即成。

山楂炖桂圆

原料：山楂10克，桂圆6颗。

制作方法：剥皮洗净。水煮沸后，将山楂和桂圆倒入炖煮，放入冰糖，煮15分钟即可

海带绿豆汤

原料：海带150克，绿豆150克，盐少许。

制作方法：将海带浸泡、洗净、切块，然后与绿豆共煮至豆烂，最后加入少许盐即可。

香菇首乌粥

原料：干香菇30克，何首乌12克，粳米100克。

制作方法：将干香菇提前泡发，洗净切成小块；何首乌研为细末，与粳米同入锅，加水适量，文火煮粥，快熟时加入香菇，代早餐服食。

木耳山楂粥

原料：木耳10克，山楂30克，粳米100克。

制作方法：将木耳泡发洗净，与山楂、粳米同放入砂锅内，加水适量，煮粥，代早餐空腹服食。

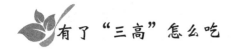
泽泻荷叶粥

原料：泽泻20克，荷叶15克，粳米100克。

制作方法：泽泻研成细粉，与荷叶、粳米一同入锅，熬煮成稀粥，加入白糖适量调味，代早餐服食。

山楂冬瓜汤

原料：干山楂25克或鲜山楂15克，冬瓜100克。

制作方法：将山楂、冬瓜连皮切片，加水适量煎煮20分钟即可，吃山楂、冬瓜，喝汤，每日1剂。

除了这些具有明显降血脂作用的食谱，在日常生活中我们应该保持好心态，经常参加体育锻炼，远离烟酒，正常饮食，多吃含有膳食纤维的食物，多做一些放松运动，让自己的身体保持最佳状态。这些加上药物治疗才会有较好的效果。

◎ 最受高血糖患者欢迎的食谱举例

下面几款降血糖食谱是非常简单易学的，也是最受高血糖患者欢迎的，请大家跟着我学习。

淮山药萝卜饼

原料：淮山药粉10克，白萝卜、面粉各50克，猪瘦肉20克，姜、葱各2克，盐3克，菜油5毫升。

制作方法：将白萝卜洗净，切成细丝，用菜油煸炒至五成熟；葱、姜切成末。将猪瘦肉剁细，加葱姜末、盐调成白萝卜馅。将面粉、山药粉加水适量，和成面团，软硬程度跟饺子皮一样，分成若干小团。将面团擀成薄片，将白萝卜馅填入，制成小夹心饼，加少许油放锅内，烙熟即成。

莲子萝卜薏仁粥

原料：莲子、薏仁各15克，白萝卜100克，粳米50克。

制作方法：把莲子、薏仁、粳米淘洗干净。白萝卜切成块，与上述食材共放入电饭煲内，加水适量，煲熟即成。每日一次，早餐食用，每次吃粥50克。

枸杞砂仁炒鱼肚

原料：砂仁3克，枸杞子12克，鱼肚、西芹各50克，植物油30毫升，盐4克，酱油8毫升，葱15克，姜5克。

制作方法：把鱼肚洗净，切成片状；西芹洗净，切成4厘米长的

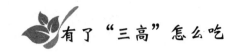

段；枸杞子去杂质洗净；砂仁烘干打粉；姜切成丝，葱切碎。把锅置中火上烧热，加入植物油，烧至六成热时投入鱼肚，煸炒片刻，加酱油、盐、姜、葱、枸杞子、砂仁粉、西芹，炒熟即可。每日一次，佐餐食用，每次吃鱼肚20克。

黄芪山药胰片汤

配方：黄芪20克，山药、生地各15克，天花粉、麦冬各10克，猪胰一只，料酒8毫升，葱8克，姜5克，盐3克，鸡汤100毫升。

制作方法：把猪胰洗净，切成薄片；将黄芪、天花粉、麦冬装入纱布袋中；姜拍松，葱切成段。把猪胰、药袋、山药、生地、姜、葱、盐、料酒同时放入炖锅内，加入鸡汤。把炖锅置于大火上烧沸，再用小火炖煮40分钟即成。每日1次，每次吃猪胰30~50克。

番石榴汁

原料：番石榴1000克。

制作方法：将番石榴洗净，压榨取汁。每日3克，每次1杯。

洋葱炒肉片

原料：猪瘦肉200克，洋葱150克，青椒30克，植物油15毫克，姜末4克，高汤50毫升，酱油20毫升，盐2克，味精2克，湿淀粉10克，香油5毫升。

制作方法：洋葱去掉老皮，洗净，切成2厘米大小的滚刀块；青椒去籽，洗净后切成小块；猪瘦肉去筋膜，洗净，切成薄片。将锅置于火上，放植物油烧至5成热，放入洋葱块炸一下，捞出控油。锅内留少许底油，重新置于火上烧热，放入猪瘦肉片炒至变色，倒入姜末、洋葱块和青椒块炒匀，加入高汤、酱油、盐和味精，烧沸后用湿淀粉勾薄芡，淋上香油即可。佐餐食用。

薏苡雪羹汤

原料：海蜇、薏仁各30克，鲜荸荠20克，清水500毫升。

制作方法：将海蜇用温水泡发，洗净，切碎；鲜荸荠去皮，洗净；薏仁淘洗干净。将薏仁、荸荠同放炖锅内，加水500毫升，放在大火上烧沸，再用小火炖煮45分钟，加入海蜇稍煮即成。每日1次，早餐食用。

姜橘椒鱼羹

原料：生姜30克，橘皮、大葱各10克，胡椒粉5克，鲫鱼2条（300克），料酒10克，盐3克，味精1克，植物油15毫升。

制作方法：将姜洗净，切成丝；橘皮洗净，切成丝；鲫鱼宰杀后，去鳞、腮、肠等；葱切成段。将鲫鱼、姜、葱、橘皮、植物油、料酒同放锅内，加水800毫升，放在大火上烧沸，再用小火炖煮25分钟，加入盐、味精、胡椒粉即成。每日一次，佐餐食用。

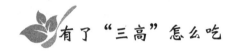

◎ 最受高血压患者欢迎的茶

高血压患者可以通过喝茶来降低血压，那么高血压喝什么茶好？本文就是我们长期以来研究统计出来最受高血压患者欢迎的茶，希望能帮您选择适合您的茶。

菊花茶

所选的菊花应为甘菊，其味不苦，尤以苏杭一带所生的大白菊或小白菊最佳，每次用3克左右泡茶饮用，每日3次；也可用菊花加金银花、甘草同煎代茶饮用。具有平肝明目、清热解毒之特效，对高血压、动脉硬化患者有显著疗效。

山楂茶

山楂所含的成分可以助消化、扩张血管、降低血糖、降低血压。经常饮用山楂茶，对于治疗高血压具有明显的辅助疗效。其饮用方法为每天数次用鲜嫩山楂果1～2枚泡茶饮用。

荷叶茶

传统医学实践证明，荷叶的浸剂和煎剂具有扩张血管、清热解暑及降血压的效果。同时，荷叶还是去脂减肥的良药。治疗高血压的饮用方法是：将鲜荷叶半张洗净切碎，加适量的水，煮沸放凉后代茶饮用。

首乌茶

何首乌具有降血脂、减少血栓形成的功效。血脂增高者，常饮何首乌茶疗效十分明显。其制作方法为取何首乌20～30克，加水煎煮30分钟后，待温凉后当茶饮用，每天一剂。

葛根茶

葛根具有改善脑部血液循环的效果，对因高血压引起的头痛、眩晕、耳鸣及腰酸腿痛等症状有较好的缓解功效。经常饮用葛根茶对治疗高血压具有明显的疗效。其制作方法为：将葛根洗净切成薄片，每天30克，加水煮沸后当茶饮用。

莲子心茶

莲子心是指莲子中间青绿色的胚芽，其味极苦，但却具有极好的降压去脂之效。用莲子心12克，开水冲泡后代茶饮用，每天早晚各饮一次。除了能降低血压外，还有清热、安神、强心之特效。

决明子茶

中药决明子具有降血压、降血脂、清肝明目等功效。经常饮用决明子茶有治疗高血压之特效。每天数次用15～20克决明子泡水代茶饮用，是治疗高血压、头晕目眩、视物不清的好办法。

桑寄生茶

中草药桑寄生为补肾补血的重要药材。传统医学临床表明，用桑寄生煎汤代茶，对治疗高血压具有明显的辅助疗效。桑寄生茶的制作方法是，取桑寄生干品15克，煎煮15分钟后饮用，每天早晚各一次。

玉米须茶

玉米须不仅具有很好的降血压之功效，而且也具有止泻、止血、利尿和养胃的疗效。泡茶饮用每天数次，每次25～30克。在临床上应用玉米须治疗因肾炎引起的浮肿和高血压的疗效尤为明显。

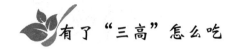

牛蒡茶

牛蒡茶辅助降压原理是牛蒡根中的膳食纤维具有吸附钠的作用，并随粪便排出体外，使体内钠的含量降低；牛蒡根中钙的含量是根茎蔬菜中最高的，钙具有把钠道入尿液并排出体外的作用；牛蒡根中所含的牛蒡甙能使血管扩张，达至降血压的效果。饮用方法：每天用牛蒡5～8克泡水饮用。不与其他茶混饮。泡发的茶片最好吃掉。

苦荞茶

苦荞茶所含的芦丁可软化血管，具有降血脂、降血糖、降血压、减肥败毒、清理人体垃圾、激活胰岛素分泌等功效。同时具有神奇的养肝、护肝和解酒功能。

芦丁茶

芦丁茶可提高人体免疫力，降血压。所以这种茶也是非常适合高血压患者的。

槐花茶

将槐树生长的花蕾摘下晾干后，用开水浸泡后当茶饮用，每天饮用数次，对高血压患者具有独特的治疗效果。同时，槐花还有收缩血管、止血等功效。

这些茶都能够降低血压，以茶饮的方式缓解高血压症状，增进健康。高血压患者不妨养成喝这些茶的习惯。

◎ 最受高脂血症患者欢迎的茶

饮茶在我国有着数千年的历史。它具有提神醒脑、消炎解毒、抗衰老等功效。我国古代文献中还有茶可"解油腻""去人脂"的记载。最新的科学研究印证了古人的观点，国内外有大量关于饮茶能降血脂的报道。这里总结出几款最受高脂血症患者欢迎的茶。

二子茶

决明子50克，枸杞子15克，冰糖50克。将决明子略炒香后捣碎，与枸杞子、冰糖一起放到茶壶中，冲入沸水适量，加盖闷15分钟后，代茶频频饮用，每天1剂。有益肝滋肾、明目通便的功效，适宜于高血压引起的头晕目眩、双目干涩、视物模糊、大便干结等症状。

菊槐茶

将菊花10克、槐花10克、绿茶3克一起放到茶杯内，冲入沸水，加盖浸泡10分钟即可。边饮边加开水，每日1剂。有平肝祛风、清火降压的功效，对早期高血压引起的头痛、头晕、目赤肿痛、眼底出血、鼻出血等效果较佳。

夏枯草降压茶

夏枯草10克，车前草12克。将夏枯草、车前草洗净，放入茶壶中，用沸水冲泡后代茶饮。每日1剂，不拘时饮服。清热平肝，利尿降压，适用于高血压头痛、头晕目眩等症。在饮用过程中，应经常测量血压，以免血压相对过低而引起头昏。

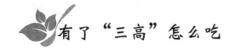

决明罗布麻茶

决明子12克，罗布麻10克。二药以沸水冲泡15分钟后即可饮用。每日1剂，可以随时代茶来喝。有清热平肝的功能，适用于高血压病伴头晕目眩、烦躁不安，属肝阳上亢类型者。

枸杞决明双花茶

枸杞子10克，决明子10克，菊花3克，槐花6克。用开水冲泡，代茶饮，每日1剂。有补益肝肾、平肝降压的功能。对高血压属阴虚阳亢者有效。

桑寄生茶

桑寄生30克，夏枯草15克。水煎代茶饮。方中桑寄生具有补肝肾、强筋骨的功效。药理研究证实，桑寄生具有降压、镇静、利尿作用，能舒张冠状血管，增加冠脉血流量。夏枯草清肝降压。因而这个方子对高血压因肝肾不足、腰膝酸痛者尤为适宜。

山楂荷叶茶

生山楂50克，荷叶15克，蜂蜜50克。将生山楂和荷叶一起放到锅中，加水1000毫升，用小火煎煮至300毫升左右，滤去药渣，加入蜂蜜，倒入保温杯中代茶饮用，每天1剂。山楂、荷叶均有扩张血管、降低血压、血脂的作用，又具有减肥的功效，对高血压、高脂血症、冠心病及肥胖者尤为适宜。

黄精四草汤

黄精20克，夏枯草15克，益母草15克，车前草15克，豨莶草15克。每日1剂，水煎代茶饮。本方能补脾、平肝、通络以降血压，适宜脑血管硬化、肾病水肿兼有高血压者饮用。现代药理研究表明，方中的黄精、夏枯草、益母草均有良好的降压作用；益母草、车前草又有良好的利尿作用，故又可通过利尿而降压。

高脂血症患者可以根据自己的实际情况选择适合自己的茶饮。

◎ 最受高血糖患者欢迎的茶

糖尿病患者的症状是血糖高，口渴，乏力。实验表明，饮茶可以有效地降低血糖，且有止渴、增强体力的功效，以下是整理出来最受高血糖、糖尿病患者欢迎的茶。

冬瓜叶茶

冬瓜叶60克，茶叶10克。水煎。每日1剂，分两次温服。可以辅助治糖尿病。

麦冬生地茶

麦冬15克，生地15克，元参10克，茶叶10克。水煎，每日1剂，分两次晾凉后再喝。治糖尿病尿多和口渴时可多饮。

菟丝子茶

菟丝子15克，碾碎布包，沸水冲泡代茶饮。可补肾益精。治肝肾阴虚消渴症。

糯稻秆茶

糯稻秆10克，切碎炒焦，布包沸水泡茶饮。可收敛止渴，治糖尿病口渴。

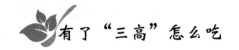

玉米须茶

绿茶0.5克、玉米须50～100克。将玉米须加水300毫升煮沸5分钟，加入绿茶即可，分3次服，日服1～2剂。适宜于糖尿病尿浊如膏者。

粗茶汤

粗茶10克。粗茶用冷开水浸泡5小时即成。每日1剂，分3次饮用，坚持服用40天以上。可收敛，利尿，生津，止渴。

天冬枸杞茶

熟地黄15克，枸杞子、天冬各12克，五味子6克。将这些一起研碎成粗末，放入保温杯中，用沸水冲泡，代茶饮用。每日1剂。可补益肝肾，养阴固精。用天治疗肾阴虚型糖尿病。

人参五味茶

人参10克，五味子15克，炙甘草15克，生地黄10克，麦冬10克。将上述几味药共制粗末，放入保温杯中，用沸水冲泡，代茶饮用。每日1剂。能阴阳双补。用治阴阳两虚型糖尿病。

益气养阴茶

人参10克，黄芪20克，淮山药30克，玄参15克，天花粉15克，知母12克。将上述几味药水煎两次，取汁混匀，代茶饮用。每周2～3剂，早晚分服。可益气养阴，止渴除烦。用治糖尿病之口干思饮、尿多、气短乏力等。

二皮花粉茶

西瓜皮、冬瓜皮各15克，天花粉12克。将这些切成粗末，放入杯中，用沸水冲泡，代茶饮用。每日1剂。可清热生津，敛阴止渴。用于治疗糖尿病的口渴咽干等。

当然，以上这些茶仅供糖尿病患者参考。糖尿病患者饮茶可根据自己的习惯而定。

◎ 高血压患者喝什么果蔬汁

香蕉、苹果、芹菜、洋葱、土豆、荠菜、海带、黄瓜、豆苗等食物能够降低血压的说法，在民间已早有流传。现代医学研究表明：这些碱性食物确实能够起到比较明显的降压作用，因它们都富含钾、钙和镁等营养素。这些营养素与血压的升高均呈负相关关系。也就是说，我们从果蔬中摄入的钾、钙和镁越高，越不容易患上高血压。

比如，芹菜是天然的降压良药，苹果中富含的钾可以置换血液中过多的钠，并将钠排出体外，从而降低血压并改善酸性体质。"强强联手"的阵容在1杯果蔬汁中轻易得以实现。这里我就给大家推荐几种常见的果蔬汁。

苹果香蕉芹菜汁

原料：苹果1个、芹菜1/3根、香蕉1根(双人份)。

制作方法：苹果洗净，去皮去子；芹菜洗净，留叶，香蕉去皮，将所有材料切成2厘米大小的块或段，然后放榨汁机中加半杯纯净水搅拌，滴入两滴柠檬汁。

点评：高血压患者不宜饮用冷藏过的果蔬汁，此外，由于苹果有收敛作用，痛经者也不宜饮用此汁。

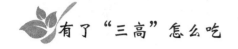

甜菜根黄瓜汁

原料：甜菜根1个，小黄瓜1条，芹菜1/3根，豆苗1小把(双人份)。

制作方法：将所有的材料洗净，保留叶子和茎干。把甜菜根、小黄瓜切成两厘米见方的小块；芹菜和豆苗切两厘米长的段；依次放入已加好1杯纯净水的榨汁机里。

点评：该款果蔬汁具有利尿、降血压。这款果蔬汁含糖分比较高，糖尿病患者不宜饮用。甜中带苦，苦中含着清香。

番茄芹菜汁

原料：番茄两个，芹菜半根(1人份)。

制作方法：将番茄和芹菜分别洗净，保留芹菜的叶子；番茄切两厘米见方的小块，芹菜切2两厘米长的段，在榨汁机中先加1杯纯净水，然后放入番茄、芹菜榨汁，最后滴入柠檬汁即可。

点评：该款果蔬汁含丰富的维生素A及维生素C，可净化血液，降血压。由于番茄和芹菜混合榨汁容易分层，因此喝的时候要注意摇一摇或者搅匀。淡淡的甜滑和辛辣，如一道不含酒精的血玛丽酒。

鳄梨杏仁汁

原料：鳄梨1个，杏仁粉半大匙，柠檬1/4个(1人份)。

制作方法：鳄梨洗净，去皮和核；柠檬洗净，去皮去子：分别切成小块与杏仁粉一起放入榨汁机中，加半杯纯净水搅打成汁。

点评：该款果蔬汁具有降压降脂、养心之功效。甜香之味，自在心境。

◎ 高脂血症患者喝什么果蔬汁

合理的饮食与生活方式能有效抗"酸"，对改善高脂血症极其重要。高脂血症患者要限制摄入富含脂肪、胆固醇的动物性食品；而多选用低脂、富含维生素、食物纤维丰富的水果、蔬菜，例如香蕉、山楂、西瓜皮、荸荠、韭菜、香菇等果蔬。

过分限制热量摄取，会导致营养不良、皮肤粗糙、易疲倦。所以，正确的做法是少吃热量高的食物，用营养丰富的果蔬汁及时补充营养素，作息要规律，适当做运动。只有酸性体质改善了，减肥效果才明显。适合减肥者的果蔬非常多，如杨梅、柠檬、葡萄柚、橘子、小黄瓜、青椒、红椒、西芹、小油菜、生菜、南瓜等。

葡萄柚杨梅汁

原料：杨梅15颗，葡萄柚半个(1人份)。

制作方法：葡萄柚去皮，去子，取瓤撕碎，与杨梅肉一起放在榨汁机中加适量纯净水搅拌。

点评：杨梅含有类似于辣椒素的成分。葡萄柚的糖分能够立刻作为能量燃烧，而不会变成脂肪囤积体内。用冷藏过的果蔬榨汁，不仅能避免营养素的丢失，而且口感更好。酸溜溜的滋味，让所有的细胞都活跃起来，似乎身材也轻盈不少。

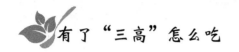

西芹甜椒汁

原料：西芹半根，甜椒1个(1人份)。

制作方法：西芹择洗干净，切成两厘米长的段，甜椒洗净去籽切成小块，将二者一起放入榨汁机搅打成泥，最后加适量蜂蜜调味。

点评：该款果蔬汁可以清热、降脂。在减肥期间可以代替晚餐。口感滑爽甜香。

甜瓜生菜汁

原料：甜瓜1个，生菜两片，芹菜1根，小油菜1棵(双人份)。

制作方法：甜瓜去皮去子，切成两厘米长的小块；把生菜、芹菜、小油菜洗净切碎加1杯纯净水榨汁。

点评：该款果蔬汁可以缓解由减肥引起的精神压力。口感为新鲜的青草气息。

小黄瓜白菜甜椒汁

配料：小黄瓜1根，白菜叶4片，甜椒1个(双人份)。

制作方法：小黄瓜洗净，一剖两半，白菜叶洗净，切成条状；甜椒洗净，去子去蒂，切成小条：将所有材料放入榨汁机中榨汁。

点评：该款果蔬汁具有降脂，排毒之功效。适合饭前饮用。口感为甜甜的旷野滋味。

◎ 糖尿病患者喝什么果蔬汁

糖尿病并不可怕，可怕的是由它引发的并发症，如糖尿病性神经病变、糖尿病性肾病等，这些都与酸性体质的推波助澜作用有关。碱性果蔬汁，通过将适于糖尿病患者食用的"果"与"蔬"进行合理搭配来增强降糖功效。

适宜糖尿病患者的果蔬有：菠萝、梨、阳桃、柠檬、番茄、菠菜、西兰花、洋葱、苦瓜、胡萝卜等，这些果蔬中所含的营养素可以增进胰岛素对糖的代谢，缓解糖尿病的症状。这里我就给大家推荐几种常见的果蔬汁。

番茄菠萝苦瓜汁

原料：番茄1个，菠萝1/4块，苦瓜半条(双人份)。

制作方法：番茄洗净，去蒂，菠萝用盐水浸泡10分钟；苦瓜洗净，去子；所有材料切成适合榨汁的小条，放入榨汁机中榨汁。

点评：在与家人分享果蔬汁的同时，一定还要记得要在谷类食品中减去水果所占的那一部分份额。酸中带苦，苦尽甘来，一丝清冽，一丝绵软。

菠菜梨子芹菜汁

原料：菠菜1把，梨子1个，芹菜1根(3人份)。

制作方法：将所有材料冲洗干净。梨子去皮，去核，芹菜留叶

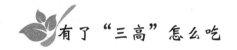
子，切成段，菠菜焯熟后切成段；加1杯纯净水，然后将所有材料放入榨汁机中榨汁。

点评：这款果蔬汁功效为细胞修复、降低血糖，菠菜极易富集硝酸盐，如果生食会在人体内转变成亚硝酸盐，对消化系统不利。此款蔬果汁色泽清亮碧透，口感柔和。

芹菜胡萝卜柚汁

原料：芹菜1根，胡萝卜两根，柚子1个(3人份)。

制作方法：芹菜洗净切段，保留叶子，胡萝卜洗净，切小块；柚子去皮去子，将所有材料和1杯纯净水一起放进榨汁机中榨汁即可。

点评：该款果蔬汁可清除体内的自由基，抑制糖尿病神经和血管病变的发生、发展，预防糖尿病患者发生感染性疾病。血压偏低者不宜饮用。浓稠、青涩、酸甜的魅惑组合。

◎ 心脏病、动脉粥样硬化患者喝什么果蔬汁

若我们的饮食结构中动物性脂肪与脂质含量过高，则动脉的内膜中会有类脂质的沉积，引起内膜增生，然后内膜与中层逐渐退化与老化，使胆固醇、甘油三酯等酸性物质沉积在内膜深层，形成粥样斑块，最终逐渐演化为动脉粥样硬化，同时还有并发脑血管意外、心脏病等其他疾病的危险。

防治心脏病和动脉粥样硬化要减少盐分以及脂肪的摄取，多吃富含维生素的各类水果、蔬菜以疏通血管、溶解血栓。这其中包括猕猴桃、红椒、紫皮大蒜、海带、橘子、柿子、香蕉、葡萄柚、番茄、芹菜等。这里也推荐几款常见的果蔬汁。

菠萝苹果番茄汁

原料：菠萝1/4个，苹果半个，番茄1个(双人份)。

制作方法：将菠萝用盐水浸泡，再用凉开水冲洗，苹果洗净，去皮去子，番茄洗净；所有材料均切成小块，放入榨汁机，加半杯纯净水搅拌。

点评：番茄有净化血液的作用，搭配苹果和甜瓜，不但口感更丰富，净化血液的功能也更强。味道甜美，浓稠爽滑。

猕猴桃芹菜汁

原料：猕猴桃2个，芹菜1根(双人份) 。

制作方法：猕猴桃去皮，切成小块；芹菜切成小段，备用；将榨汁机中滤网取出，加半杯纯净水，然后依次放入猕猴桃、芹菜搅打成汁儿，最后加蜂蜜调味。

点评：这款果蔬汁可降低胆固醇的吸收，保护血管和心脏。果蔬中含有的维生素C可以促进心肌梗死的恢复。酸酸甜甜中的一丝清新的辣味，在唇齿间缠绕。

大蒜甜菜根芹菜汁

原料：紫皮蒜1颗，甜菜根1个，芹菜1根(3人份) 。

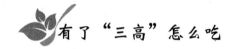

制作方法：大蒜剥皮，洗净，胡萝卜、甜菜根洗净，均切成2厘米见方的小块，芹菜洗净切碎。先加入1杯纯净水，再将所有材料放入榨汁机。

点评：这款果蔬汁可净化血液、增加心脏动力。果蔬汁中的烟酸可保护心脑血管，钙、磷、钾、镁等矿物质可以维持心脏的正常节律，防止心脏病的发生。具有耐人寻味的丝柔香辣。

柿子番茄梨汁

原料：柿子1个，番茄1个，梨半个(1人份)。

制作方法：柿子和番茄洗净，去皮，梨洗净，去皮去核。均切成2厘米见方的小块。加半杯纯净水，将3种原料放入榨汁机中搅拌。

点评：这款果蔬汁可预防心脏血管硬化。胃酸过多及溃疡患者不宜吃柿子。浓稠的橘黄色，甜软滋润。

◎ "三高"患者都适合的果蔬汁

"三高"患者喝果蔬汁的好处我已经多次强调，也给不同病种匹配了适合的方子，当然还有一些是"三高"患者都适合喝的果蔬汁，这里一一介绍。

胡萝卜苹果汁

原料：2根胡萝卜，2个苹果。

制作方法：将胡萝卜洗干净切块，苹果洗净去子切块，一起放入榨汁机，加入适量的水榨汁。

点评：这款果蔬汁里面含有丰富的β-胡萝卜素、维生素B族、维生素C、果胶、钾、镁、铁、铜等多种维生素和矿物质，有很好的降糖、降压、抗衰老、防癌抗癌的功效。

苹果菠萝汁

原料：1个苹果，半个菠萝。

制作方法：将苹果洗净切成块，将菠萝用盐水浸泡10分钟后切成块状，和苹果一起放入榨汁机中，加入适量的水。

点评：这款果汁味道香甜，富含丰富的β-胡萝卜素、维生素C、叶酸、果胶、钙、镁、磷、钾、菠萝蛋白酶等，有很好的抗氧化、降糖、降压、防止便秘的作用。

芹菜洋葱汁

原料：芹菜300克，洋葱1个。

制作方法：芹菜、洋葱洗干净切成块状，加入适量的水一起放入榨汁机机中榨汁。

点评：芹菜汁有很好的降压作用，洋葱又有软化血管，保护血管的作用，对于高血压、冠心病、糖尿病、卒中患者有很好的辅助治疗作用。

番茄苦瓜汁

原料：番茄1个，苦瓜半根。

制作方法：番茄洗净，去蒂，苦瓜洗净，去子；所有材料切成适

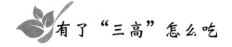

合榨汁的小条，放入榨汁机，加入适量的水一起榨汁。

点评：该款果蔬汁具有酸中带苦，苦尽甘来，一丝清冽，一丝绵软之特点。有很好的净化血液、降糖、降压、降血脂作用。非常适合糖尿病、高血压患者饮用。

橙子胡萝卜汁

原料：两个橙子，3根胡萝卜。

制作方法：将橙子去皮切块、胡萝卜洗净后切块，一起放入榨汁机中，加入适量的水榨汁。

点评：该果蔬汁里面含有的丰富的β-胡萝卜素及维生素C，具有强效的抗氧化功效，同时里面含有的维生素E、铁、钙、镁、钾等有很好的降压、降糖、清洁身体、消除身体炎症及促进细胞再生的功效。

西兰花胡萝卜汁

原料：200克西兰花、1根胡萝卜。

制作方法：将西兰花和胡萝卜洗净切成合适大小的块，放入榨汁机，加入适量的水榨汁。

点评：此款果蔬汁含有丰富的维生素C、胡萝卜素、叶酸，以及钙、磷、铁、钾、锌、锰等多种矿物质，具有非常强的抗氧化、抗癌防癌、降糖的作用。

菠菜梨汁

原料：菠菜150克，梨1个。

制作方法：将菠菜洗净切成段，梨洗净后切成块状，一起放入榨汁机，加入适量的水榨汁。

点评：含丰富的胡萝卜素、维生素C和铁、钙、磷等多种矿物质，有很好的通便、排毒、抗衰老、降压、降糖的效果。

猕猴桃芹菜汁

原料：猕猴桃1个，芹菜半根。

制作方法：将猕猴桃去皮切成块状，芹菜洗净切成节，放入榨汁机中，加入适量的水榨汁。

点评：此款果蔬汁含丰富的维生素C、膳食纤维等，有很好的防癌抗癌、降压、降糖，还有很好的美白作用。

白菜苹果汁

原料：苹果2个，白菜150克。

制作方法：将苹果洗净切成块状，白菜洗净切成块后一起放入榨汁机中，加入适量的水榨汁。

点评：此款果蔬汁含丰富的维生素C、膳食纤维、各种维生素和矿物质，有很好的润肠通便、降低胆固醇、防癌抗癌、排毒的功效。

柠檬苦瓜汁

原料：柠檬2个，苦瓜半根。

制作方法：苦瓜去子后切成段和柠檬一起放入榨汁机中，加入适量的水榨汁。

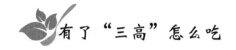

点评：柠檬的清爽味道盖住了苦瓜的苦味，柠檬含有维生素C与生物类黄酮，都是超级抗氧化营养素，再加上苦瓜中含有的瓜甙和类似胰岛素的物质——多肽-P，有很好的降糖、降压、防癌抗癌、减肥的作用。

苹果芹菜汁

原料：苹果1个，芹菜半根

制作方法：苹果洗净切成块，芹菜洗净切成段儿后和苹果一起放入榨汁机中，加入适量的水榨汁。

点评：此款果蔬汁含丰富的维生素C、膳食纤维，有很好的降压、降糖、促进排便的功效。

芹菜柚子汁

原料：芹菜1根，柚子1个。

制作方法：芹菜洗净切段，保留叶子，柚子去皮，去子，将所有原料放入榨汁机中，加入适量的水榨汁。

点评：此款果蔬汁青涩，酸甜口感，清除体内的自由基，控制血糖，预防糖尿病患者发生感染性疾病。

洋葱菠菜汁

原料：洋葱1个，菠菜200克。

制作方法：洋葱剥皮切成块，菠菜洗净后切成段和洋葱一起放入榨汁机中，加入适量的水榨汁。

点评：此款果蔬汁含有丰富的维生素C、胡萝卜素以及钾、硒等多种矿物质，有很好的降压、降糖、降脂、抗癌防癌的作用。

梨子芹菜汁

原料：梨子1个，芹菜1根。

制作方法：将梨洗净去子切成块，芹菜洗净切成段后一起放入榨汁机中，加入适量的水榨汁。

点评：此款果蔬汁具有色泽清亮，口感柔和，修复细胞，降低血糖、润肠通便之功效。

菠萝苦瓜汁

原料：菠萝半个，苦瓜半根。

制作方法：菠萝用盐水浸泡10分钟后切成块，苦瓜去子切成段和菠萝一起放入榨汁机中，加入适量的水榨汁。

点评：此款果蔬汁具有苦尽甘来的感觉，有很好的降压、降糖、降脂和减肥的功效。

胡萝卜柚子汁

原料：胡萝卜2根，柚子1个。

制作方法：胡萝卜洗净，切小块；柚子去皮去子，将所有材料放入榨汁机中，加入适量的水榨汁。

点评：这款果蔬汁里含有丰富的胡萝卜素和维生素C，具有非常强的抗氧化、清除体内自由基的作用，降低血糖，防癌抗癌。

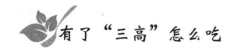

洋葱梨汁

原料：洋葱1个，梨1个。

制作方法：洋葱剥皮切成块，梨去子后切成块和洋葱一起放入榨汁机中，加入适量的水榨汁。

点评：此款果蔬汁具有非常好的降血糖、降低胆固醇、防止动脉粥样硬化、防癌抗癌的作用。

猕猴桃番茄汁

原料：猕猴桃2个，番茄1个。

制作方法：猕猴桃去皮切成块，番茄洗净切成块后和猕猴桃一起放入榨汁机中，加入适量的水榨汁。

点评：这款果汁酸酸甜甜，里面丰富的维生素C和番茄红素有很好的抗氧化、抗衰老的效果，二者在一起打成果汁，有很好的降糖、降脂、防癌抗癌的功效。